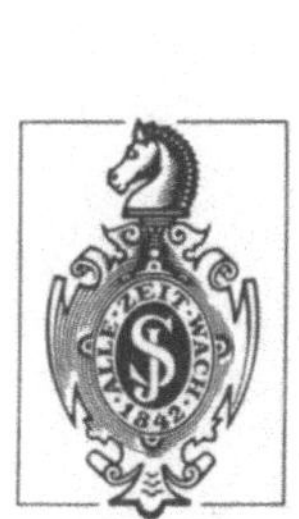

V. Hossmann   J. Grötz   K. Schrör

Kalzium-antagonisten und zerebrale Erkrankungen

Eine Standortbestimmung

Mit 52 Abbildungen

Springer-Verlag
Berlin Heidelberg New York Tokyo 1985

Privatdozent Dr. VOLKER HOSSMANN
Dr. JÜRGEN GRÖTZ

Medizinische Universitätsklinik II, Krankenhaus Merheim
Ostmerheimer Straße 200, 5000 Köln 91

Professor Dr. KARSTEN SCHRÖR

Pharmakologisches Institut der Universität zu Köln
Gleueler Straße 24, 5000 Köln 41

ISBN-13: 978-3-540-13971-3   e-ISBN-13: 978-3-642-70121-4
DOI: 10.1007/978-3-642-70121-4

CIP-Kurztitelaufnahme der Deutschen Bibliothek
Hossmann, Volker: Kalziumantagonisten und zerebrale Erkrankungen:
e. Standortbestimmung/V. Hossmann; J. Grötz; K. Schrör. –
Berlin; Heidelberg; New York; Tokyo: Springer, 1985.
ISBN 3-540-13971-0 (Berlin ...)
ISBN 0-387-13971-0 (New York ...)
NE: Grötz, Jürgen:; Schrör, Karsten:

Satz, Druck und Bindearbeiten:
Petersche Druckerei GmbH & Co. Offset KG, Rothenburg ob der Tauber
2125/3130-543210

Geleitwort

Die theoretisch-wissenschaftlichen und die praktisch-klinischen Forschungsarbeiten über die Entstehung und Behandlung der Hirndurchblutungsstörungen — der zweithäufigsten Todesursache in den Statistiken der westlichen Industrieländer — haben viele neue Erkenntnisse besonders zur Pathogenese gebracht. Weniger erfolgreich waren die Arbeiten auf dem Gebiet einer spezifischen Therapie, die ja weitgehend von der Kenntnis der Pathogenese abhängig ist. Soweit quantitative Mangeldurchblutung bestand, konnte diese mit den heutigen Mitteln der Therapie weitgehend beseitigt werden. Soweit bei der Störung allerdings funktionell spastische Vorgänge ursächlich wirksam waren — was ja in den 30er Jahren die Generalthese der inneren Medizin bei der Erklärung war — war die Behandlung wenig erfolgreich. So blieb etwa ein der Subarachnoidalblutung folgender Spasmus völlig behandlungsrefraktär. Bei der Migräne allerdings gelang es durch Einwirkung auf die Transmitter-Substanzen in vielen Fällen, das Auftreten durch Intervalltherapie zu verhindern oder den Anfall selbst zu kupieren. Die Vorgänge des strukturellen Hirnabbaus und der Hirnleistungsschwäche wiederum waren nur wenig zu beeinflussen und wohl nur zu einem kleinen Teil abhängig von einer quantitativen Mangeldurchblutung. Anscheinend folgen hier viele Prozesse dem bisher noch unbekannten Prinzip der Alzheimer-Krankheit.

Als daher erste Erfolge auf diesen Gebieten durch Einsatz von Calcium-Antagonisten bekannt wurden, zeigte die Neurologie und Psychiatrie großes Interesse an einer möglichen neuen konservativen Therapie.

Dozent Dr. Volker Hossmann, ehemaliger Mitarbeiter unseres Max-Planck-Institutes für Hirnforschung und der mit diesem zusammenarbeitenden neurologischen Klinik Merheim schien daher besonders geeignet, diesen Band herauszugeben. Er absolvierte eine Ausbildung in der klinischen Pharmakologie bei Professor C. T. Dollery in London und war in engem Kontakt mit unserem Arbeitskreis geblieben, besonders bei der Organisation und Durchführung der beiden internationalen Symposien in Köln-Merheim über Hirn- und Herzinfarkt in den Jahren 1976 und 1978. Schließlich führte er weiter experimentelle Arbeiten am Max-Planck-Institut durch und stand als Konsiliarius für die Intensiv-Station („Schlaganfall"-Station) der Neurologischen Klinik zur Verfügung.

Er hat diesen Band mit großer Umsicht bearbeitet und durch zwei eigene Kapitel gefördert. Ich kann diesen wichtigen Arbeiten nur vollen Erfolg wünschen.

Köln-Merheim, Dezember 1984   Prof. Dr. med. Dr. h. c. K. J. Zülch

Vorwort

Bereits 1964 beschrieb Fleckenstein eine Senkung des Energieverbrauchs des Herzmuskels durch Verapamil über eine Hemmung der Kalzium-abhängigen elektromechanischen Kopplung. Für dieses Wirkungsprinzip der Hemmung des langsamen Kalziumeinstroms in die Zelle prägte er 1969 den Begriff „Kalzium-Antagonismus". Erst viele Jahre später wurde die koronardilatierende und antiarrhythmische Wirkung der Kalziumantagonisten als Therapieprinzip bei koronarer Herzkrankheit mit und ohne Koronargefäßspasmus bei der hypertrophen Kardiomyopathie und bei tachykarden Herzrhythmusstörungen anerkannt. Schließlich fanden in den 80er Jahren Kalziumantagonisten, deren antihypertensive Wirkung seit langem bekannt war, einen Platz in der Behandlung des Bluthochdrucks. Inzwischen mehren sich Mitteilungen über günstige Wirkung der Kalziumantagonisten bei zerebrovaskulären Erkrankungen. Es wurde deshalb in diesem Buch − basierend auf den jüngsten tierexperimentellen und besonders klinischen Studien − der aktuelle Standort der Kalziumantagonisten in der Therapie der zerebrovaskulären Erkrankung herausgearbeitet. Dabei richtete sich das Hauptaugenmerk auf die Therapie der Subarachnoidalblutung, des akuten Hirninfarkts, der zerebralen Ischämie, z. B. als Folge eines Herzstillstands, der chronischen Hirnleistungsschwäche und der Migräne. Sicher reicht die Anzahl der bisher vorliegenden kontrollierten Studien noch nicht aus, um bereits ein endgültiges Urteil über die Effektivität der Kalziumantagonisten auf diesem Gebiet abgeben zu können. Sie geben aber zu berechtigter Hoffnung Anlaß.

Die vorliegende Übersicht soll vor allem den interessierten Kliniker anregen, weitere Therapiestudien zur Klärung der noch offenen Fragen durchzuführen.

Köln, Herbst 1984   V. HOSSMANN

Inhaltsverzeichnis

2   Subarachnoidalblutung

V. Hossmann

3   Zerebrale Ischämie

V. Hossmann

4   Hirnorganisches Psychosyndrom und chronische Hirnleistungsschwäche

J. Grötz

5   Migräne

J. GRÖTZ

1 Kalziumantagonisten – Physiologische Grundlagen, allgemeine und spezielle Pharmakologie und Prinzipien der klinischen Anwendung unter besonderer Berücksichtigung des Gefäßsystems

K. SCHRÖR

1.1 Einführung: Das Konzept eines „Kalziumantagonismus"

Die klinische Einführung von β-Rezeptorenblockern sowie Vasodilatatoren in den 60er Jahren stimulierte die Suche nach weiteren Substanzen mit interessantem Wirkprofil und prospektiver Anwendung zur Therapie der chronisch ischämischen Herzkrankheit und ihrer Komplikationen. Dies führte zur Definition eines neuen Wirkprinzips einiger Pharmaka, die man heute (neben anderen) unter dem Oberbegriff „Kalziumantagonisten" („calcium antagonists", „slow channel blockers", „calcium entry blockers") zusammenfaßt. Einige dieser Verbindungen fielen zunächst wegen ihrer koronardilatierenden Wirkung auf. Hierzu gehört neben dem Prenylamin (Lindner 1960) und Lidoflazin (Schaper et al. 1965) vor allem das Verapamil. Die kardiovaskulären Wirkungen dieser Substanz wurden 1962 erstmals von Haas u. Härtfelder systematisch untersucht. In ihrer Studie beschrieben die Autoren nicht nur die koronarrelaxierende Wirkung von Verapamil, sondern auch die spasmolytische Wirkung der Substanz auf andere glatte Muskeln, z. B. des Magen-Darm-Trakts, und fanden in höheren Dosen auch einen negativ inotropen Effekt auf das Herz in vitro. Diese negativ inotrope Wirkung von Verapamil (und anderen Antagonisten) (Tabelle 1.1) wurde allerdings in vivo durch die Aktivierung von Barorezeptoren infolge der blutdrucksenkenden Wirkung aufgehoben. Spätere Untersuchungen anderer Gruppen, vornehmlich um Fleckenstein (Fleckenstein 1983), bestätigten dies und zeigten darüber hinaus, daß ein vasodilatierender Effekt dieser Substanzen nicht auf die koronare Gefäßmuskulatur begrenzt ist, sondern auch andere Gefäßgebiete betrifft und letztlich die allgemeine Eigenschaft dieser Substanzen widerspiegelt, den Ca^{++}-Transport durch die Zellmembran zu hemmen. Prototyp dieser Substanzklasse und erster Kalziumantagonist mit auch heute noch breiter klinischer Anwendung ist Verapamil.

Verapamil zeigt, ähnlich wie Prenylamin, nicht nur gefäßrelaxierende Wirkungen und einen bei höheren Konzentrationen in vitro deutlich nachweisbaren negativ inotropen Effekt, sondern beeinflußt auch den myokardialen Energiestoffwechsel. Hierzu gehört vor allem die Fähigkeit der Sub-

Tabelle 1.1. Substanzen mit Ca^{++}-antagonistischen Wirkungen (unter Zugrundelegung einer Tabelle in Nayler u. Horowitz 1983)

Substanzklasse	Substanz	Handelspräparat (Beispiel)
Papaverinderivate	Verapamil	Isoptin
	Gallopamil	Procorum
	Tiapamil	–
Dihydropyridine	Nifedipin	Adalat
	Nisoldipin	–
	Nitrendipin	–
	Nimodipin	–
	Niludipin	–
	Nicardipin	–
	Felodipin	–
Benzothiazepin	Diltiazem	Dilzem
Piperazine	Lidoflazin	Clinium
	Cinnarizin	Stutgeron
	Flunarizin	Sibelium
Verschiedene Stoffklassen	Prenylamin	Segontin
	Perhexilin	Pexid
	Fendilin	Sensit
	u. a.	

Bei mit (–) bezeichneten Substanzen sind keine Handelspräparate gem. Roter Liste 1984 verfügbar

stanz, die Ca^{++}-abhängige elektromechanische Kopplung im Myokard von Labortieren zu hemmen und damit den Energieverbrauch des Herzens zu senken (Fleckenstein 1964). Es ist das besondere Verdienst von Albrecht Fleckenstein, die Bedeutung dieses Befundes erstmals klar erkannt und mit Nachdruck vertreten zu haben (Fleckenstein 1983).

Weitere Untersuchungen führten zur Entdeckung neuer Kalziumantagonisten bzw. zur Herausarbeitung kalziumantagonistischer Eigenschaften bei bekannten Substanzen. Im Vordergrund des experimentellen und klinischen Interesses stehen heute neben Verapamil und verwandten Verbindungen Substanzen vom 1,4-Dihydropyridintyp, von denen Nifedipin die bekannteste ist, sowie Diltiazem, ein Benzothiazepin. Weitere Substanzen mit kalziumantagonistischen Eigenschaften sind die Piperazinderivate Cinnarizin, Lidoflazin und Flunarizin sowie Perhexilin, Prenylamin und Fendilin u. a. m.

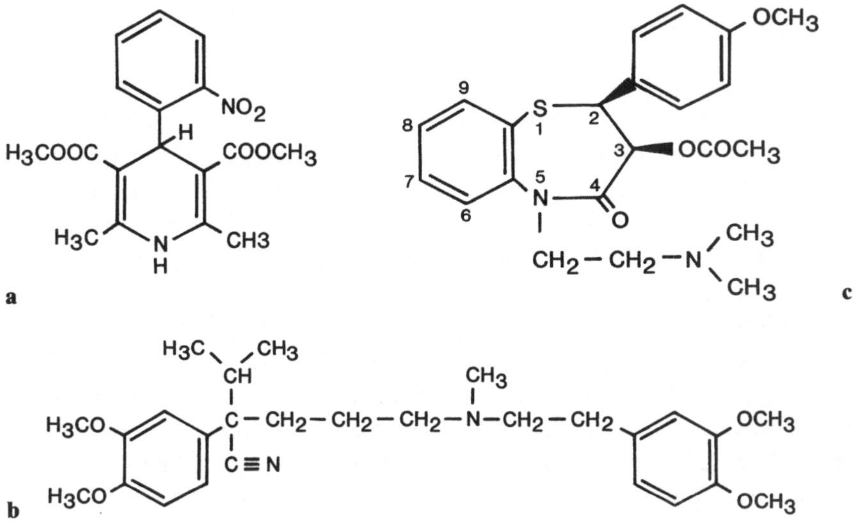

Abb. 1.1a–c. Chemische Struktur von Nifedipin (**a**), Verapamil (**b**) und Diltiazem (**c**)

(Nayler u. Horowitz 1983). Eine Zusammenstellung dieser Substanzen einschließlich der gemäß Roter Liste 1984 verfügbaren Handelspräparate zeigt Tabelle 1.1.

Abbildung 1.1a–c demonstriert die chemische Struktur von drei heute häufig angewendeten Kalziumantagonisten: Verapamil, Nifedipin und Diltiazem. Diese drei Präparate(gruppen) beinhalten besonders spezifisch wirkende Kalziumantagonisten (Fleckenstein 1983) und stehen daher im Vordergrund dieser Arbeit. Die Strukturformeln machen deutlich, daß sich die Gruppe der Kalziumantagonisten im Gegensatz zu anderen pharmakologischen Substanzklassen, z.B. β-Blocker, Antihistaminika oder Muskelrelaxanzien, nicht auf eine gemeinsame chemische Grundstruktur zurückführen läßt. Entsprechend unterscheiden sich Kalziumantagonisten auch erheblich in ihrem pharmakologischen Wirkungsspektrum. Dies gilt sowohl für die Gewebe- und Organspezifität des Ca^{++}-Antagonismus (Singh et al. 1982) als auch für weitere therapeutische Wirkungen, die keinen unmittelbaren Bezug zum Ca^{++}-Antagonismus aufweisen. Z.B. zeigen Verapamil und Diltiazem im Gegensatz zu Nifedipin eine (nichtkompetitive) sympathikolytische Wirkung, die unabhängig von der Blockade von Ca^{++}-Kanälen ist. Lidoflazin hemmt den „raschen" Na^{+}-Kanal im Herzen und verzögert dadurch die Repolarisation. Auch Perhexilin hemmt „rasche" und „langsame" Kanäle (s. unten) im Herzen in vergleichbaren Konzentrationen (s. Singh u. Phil 1982). Nach einer Definition von Fleckenstein wird eine Substanz dann als ein spezifischer Kalziumantagonist angesehen, wenn sie inhibitorische Wirkungen auf Ca^{++}-abhängige Funktionen im Säugetiermyokard und der glatten Gefäßmuskulatur in Konzentrationen ausübt, in denen alle anderen eventuell vorhandenen pharmakodynamischen Eigenschaften vernachlässigt werden können.

Bei der Anwendung des Konzepts eines „Kalziumantagonismus" als pharmakotherapeutischem Wirkprinzip ist zu berücksichtigen, daß damit ein Wirkungsmechanismus auf zellulärer Ebene definiert wird und nicht die biologische Wirkung einer Substanz per se. Letztere ist unter den Bedingungen eines Gesamtorganismus wesentlich komplexer und läßt sich durch In-vitro-Versuche i. allg. nicht erfassen. Nach Fleckenstein unterscheidet man eine Gruppe selektiver und hochwirksamer Kalziumantagonisten, zu denen die in Abb. 1.1 gezeigten Substanzen und ihre Derivate gehören (Gruppe A), von weiteren, weniger wirkenden Pharmaka, z. B. Prenylamin, Fendilin und Perhexilin (Gruppe B). Interessant ist in diesem Zusammenhang, daß Ca^{++}-antagonistische Wirkungen auch in Alkaloiden und anderen Pflanzeninhaltsstoffen enthalten sein können; z. B. ist Tanshinon, die aktive Komponente eines Koronartherapeutikums der traditionellen chinesischen Medizin, ähnlich wie Nifedipin, Diltiazem und Verapamil ein Inhibitor des langsamen Ca^{++}-Einstroms (Patmore u. Withing 1982).

1.2 Physiologische Grundlagen des Kalziumantagonismus

1.2.1 Evolution der Ca^{++}-Kompartimentierung — eine spekulative Hypothese

Die Auswahl des Kalziumions als biologischer Botenstoff (Messenger) erfolgte bei der Evolution. Die Ursprünge des Lebens lagen in einem Milieu, das reich an K^+ und Mg^{++}, aber arm an Ca^{++} war. Die Zusammensetzung der intrazellulären Flüssigkeit spiegelt diese Verhältnisse wider. Mit zunehmendem Ca^{++}-Gehalt der Meere wurde daher die Entwicklung von zellulären Anpassungsmechanismen nötig, um eine Überleben der primitiven Stoffwechselwege zu ermöglichen. Dies erforderte als einen entscheidenden Schritt ein Konstanthalten der freien intrazellulären Ca^{++}-Konzentration innerhalb enger Grenzen, um eine „Überschwemmung" der intrazellulären Stoffwechselwege mit diesem Ion zu verhindern (Rasmussen 1981; Cavero u. Spedding 1983). Ausdruck des Funktionierens eines solchen „Kalziumüberlebenssystems" war die Entstehung eines großen Ca^{++}-Gradienten auf beiden Seiten der Zellmembran sowie zwischen Intrazellulärraum und intrazellulären Ca^{++}-Speichern (z. B. sarkoplasmatisches Retikulum im Muskel oder elektronendichtes tubuläres System im Thrombozyten). Dieser Gradient wurde später auch zur Informationsübertragung von extrazellulären Reizen an die Innenseite der Zellmembran genutzt. Während der Evolution eines solchen Ca^{++}-Koppelungssystems ermöglichte die Entwicklung spezifischer intrazellulärer Ca^{++}-Rezeptorproteine (z.B. Calmodulin oder Troponin C), daß die Zelle auf das gleiche Signal (Anstieg der intrazellulären Ca^{++}-Konzentration) unterschiedlich antworten konnte. Eine weitere Regulationsmöglichkeit der zellulären Aktivität war die zusätzliche Entwicklung intrazellulärer Messenger, z.B. des cAMP (Cavero u. Spedding 1983).

1.2.2 Zelluläre Ca^{++}-Homöostase bei Säugetieren

Eukaryote Zellen befinden sich in einem Ca^{++}-reichen biologischen Milieu. Sie verfügen über unterschiedliche intrazelluläre Ca^{++}-Kompartimente, deren Funktion im wesentlichen darin besteht, die zytosolische freie Ca^{++}-Konzentration innerhalb der Grenzen zu halten, die für den Übergang der Zelle vom Ruhezustand in den aktivierten Zustand und umgekehrt erforderlich sind (Cavero u. Spedding 1983).

Die zytosolische freie Ca^{++}-Konzentration beträgt unter Ruhebedingungen ungefähr 0,1 µmol/l, die gesamtzytosolische Ca^{++}-Konzentration beträgt dagegen 70–100 mmol/l. Dies bedeutet, daß der weit überwiegende Teil dieses Ions an Proteine im Zellinneren gebunden ist. Wichtige intrazelluläre Ca^{++}-Kompartimente sind vor allem das sarkoplasmatische Retikulum sowie Mitochondrien und Ca^{++}-Bindungsstellen an der Innenseite des Plasmalemms. Diese intrazellulären Systeme können Ca^{++} nicht nur aktiv akkumulieren, sondern auch freisetzen. Der letztere Weg wird häufig von Zellen genutzt, um ein intrazelluläres Signal zu verstärken, das ursprünglich durch einen äußeren Reiz entstanden ist. Auch hierbei besteht ein enger Zusammenhang zum cAMP (Rasmussen 1981).

1.2.3 Plasmamembran als Regulator
der zytosolischen Ca^{++}-Konzentration

1.2.3.1 Ca^{++}-Ausstrom aus der Zelle

Die Ca^{++}-Konzentration der extrazellulären Flüssigkeit liegt im millimolaren Konzentrationsbereich und ist damit etwa 10 000mal höher als die des Zytosols. Voraussetzung für einen solchen Gradienten ist eine relative Impermeabilität der Plasmamembran für Ca^{++} unter Ruhebedingungen. Die Freisetzung von Ca^{++} aus der Zelle gegen diesen Konzentrationsgradienten erfolgt entweder durch eine Ca^{++}-ATPase (Erythrozyten, glatter Gefäßmuskel) oder durch eine Calmodulin- oder cAMP-aktivierte Pumpe (Herz). Ca^{++} kann auch aus der Zelle im Austausch gegen extrazelluläres

Na$^+$ entfernt werden. Ein solcher Na$^+$/Ca^{++}-Austausch ist physiologisch vermutlich im Myokard wichtig und spielt dort auch toxikologisch eine Rolle, indem der Na$^+$/Ca^{++}-Austausch bei hoher intrazellulärer Na$^+$-Konzentration (Hemmung der Na$^+$/K$^+$-ATPase) den Ca^{++}-Einstrom fördert. Ein solcher elektrogener Mechanismus erklärt einige der kardialen Symptome bei der Digitalisvergiftung. Für die glatte Gefäßmuskulatur ist ein solcher Mechanismus quantitativ unbedeutend (Brading 1982; van Breemen et al. 1982). Viel wichtiger für die Ca^{++}-Freisetzung und damit die Relaxation des glatten Muskels ist eine membranständige, ATP-abhängige Ca^{++}-Pumpe. Auch wenn der direkte Nachweis dieser Pumpe im glatten Muskel − im Gegensatz zum Erythrozyten − aus methodischen Gründen bisher noch nicht geglückt ist (Henry 1983; Casteels u. Droogmans 1983), sind der Nachweis einer Ca^{++}-abhängigen Transport-ATPase sowie einer ATP-abhängigen Ca^{++}-Aufnahme in Gefäßmikrosomen (Wuytack et al. 1978) überzeugende Argumente für das Vorhandensein eines solchen Mechanismus.

1.2.3.2 Ca^{++}-Einstrom in die Zelle − VOCs (POCs) und ROCs

Die Ca^{++}-Konzentration des Zytosols kann auf verschiedenen Wegen erhöht werden. Hierzu gehören: 1) der Ca^{++}-Einstrom aus dem Extrazellulärraum, 2) die Ca^{++}-Freisetzung aus intrazellulären Ca^{++}-Speichern.

Entscheidend für den Ca^{++}-Einstrom aus dem Extrazellulärraum sind spezifische Membrankanäle für Ca^{++}. Hierbei unterscheidet man Ca^{++}-Kanäle, die nach kritischer Depolarisation der Zellmembran geöffnet werden („voltage-operated channels", VOCs, bzw. „potential-operated channels", POCs) von solchen, die durch Rezeptoraktivierung eröffnet werden („receptor-operated channels", ROCs) (van Breemen et al. 1982; Nayler u. Horowitz 1983; Cauvin et al. 1983) (Abb. 1.2). Die Anzahl dieser Kanäle und ihre Bedeutung für die zelluläre Ca^{++}-Homöostase ist für verschiedene Gewebe sehr unterschiedlich. Im Herzen (Herzzellkulturen) beträgt die Dichte der VOCs etwa 0,1 Ca^{++}-Kanal pro 0,1 µm^2, die Dichte der Na$^+$-Kanäle dagegen 16 pro µm^2 Herzoberfläche (Opie 1984) VOCs bestehen wahrscheinlich aus spezifischen Lipoproteinen, die unter funktionellen Bedingungen überwiegend die Passage von Kalziumionen gestatten. Ein Verschlußmechanismus kontrolliert in Abhängigkeit vom Membranpotential die Öffnungs- und evtl. Verschlußkinetik des Kanals.

Eine wichtige Besonderheit der Ca^{++}- (und Na$^+$-)Kanäle ist, daß die Fähigkeit, Ionen zu „transportieren" („Öffnen" und „Schließen" des Kanals) durch zwei unterschiedliche Mechanismen kontrolliert wird. Man kann sich dies strukturell als geladene Teilchen vorstellen, die durch Änderungen des elektrischen Feldes entlang des Plasmalemms verschoben werden. Im Herzen wird der („rasche") Na$^+$-Kanal bei einer Depolarisation auf

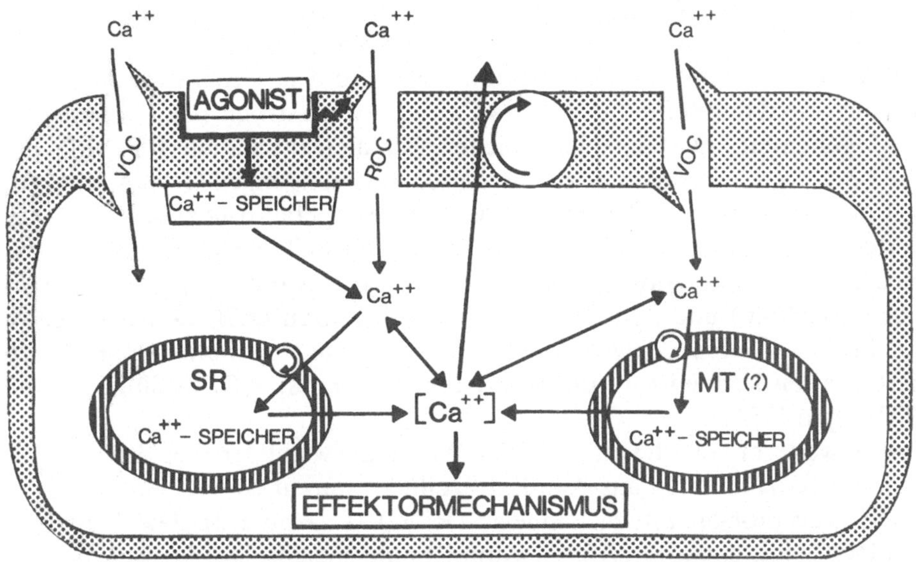

Abb. 1.2. Modellvorstellung über die Regulation der intrazellulären Ca^{++}-Konzentration. Die freie zytosolische Ca^{++}-Konzentration im Zytosol wird durch eine Vielzahl von Aufnahme- und Freisetzungsmechanismen geregelt, die letztlich eine Ca^{++}-Konzentration innerhalb der Grenzen determinieren, die für die Auslösung oder Beendigung der Aktivierung eines Effektormechanismus (Kontraktion im glatten Gefäßmuskel) erforderlich ist. Eine unmittelbare Erhöhung der freien zytosolischen Ca^{++}-Konzentration resultiert aus dem Ca^{++}-Einstrom aus dem Extrazellulärraum über „voltage-operated channels" (VOC) oder „receptor-operated channels" (ROC). Eine ROC-Aktivierung durch einen spezifischen Agonisten, z. B. Noradrenalin, kann sowohl den Ca^{++}-Einstrom über ROCs stimulieren als auch die Ca^{++}-Freisetzung aus einem (kleinen) Speicher an der Innenseite des Plasmalemms. Der Ca^{++}-Einstrom über VOCs erfolgt nach Membrandepolarisation, z. B. durch K^{+}-Erhöhung. Außerdem kann noch eine Ca^{++}-Freisetzung aus intrazellulären Speichern, z. B. dem sarkoplasmatischen Retikulum *(SR)* oder den Mitochondrien *(MT)* erfolgen, die allerdings im glatten Muskel von geringerer Bedeutung ist. Eine Verminderung der freien zytosolischen Ca^{++}-Konzentration erfolgt im Gefäßmuskel vor allem durch aktiven Auswärtstransport in den Extrazellulärraum. Daneben existieren − ebenfalls energieabhängige − Transportmechanismen in das SR, sowie − bei höheren Konzentrationen des zytosolischen Ca^{++} − in die MT

−70 bis −60 mV mit einer Zeitkonstante von 1 ms aktiviert und mit einer Zeitkonstante von 2–10 ms inaktiviert. Der („langsame") Ca^{++}-Kanal hat eine Aktivierungszeit von 5–20 ms und eine Zeitkonstante der Inaktivierung von 30–300 ms. Er wird durch Membrandepolarisation auf −35 bis −45 mV aktiviert und mediiert über den Ca^{++}-Einstrom die Kopplung von Erregung und Kontraktion. Wegen dieser langen Inaktivierungszeit trägt der „langsame" Kanal entscheidend zur Aktionspotentialdauer bei Myokardzellen mit einer „fast response" bei. Eine selektive Hemmung des „langsamen" Kanals führt daher zu einer Verkürzung des Aktionspotentials und zu einer Abnahme der Kontraktilität. Dagegen ist der „langsame" Einwärtsstrom der entscheidende depolarisierende Vorgang in Herzzellen mit einer „slow response" − physiologisch besonders wichtig die Orte der Erregungsbildung und -leitung im Sinus- und AV-Knoten. Er wird u. a. durch Katecholamine gesteigert und durch Inhibitoren des Ca^{++}-Einwärtsstroms (Ca^{++}-Antagonisten) gehemmt. Die unterschiedlichen Kanaleigenschaften für Na^+ und Ca^{++} erklären, warum unter physiologischen Bedingungen Gewebe mit partiell depolarisierten Zellen (z. B. koronare Blutgefäße) über selektiv aktivierte Ca^{++}-Kanäle verfügen. Eine solche partielle Depolarisation kann auch unter pathophysiologischen Bedingungen eintreten (z. B. bei myokardialer Ischämie) und zu Funktionsstörungen führen (z. B. Dysrhythmien), die ihrerseits durch „slow channel calcium blocker" verhindert oder korrigiert werden können (ausführliche Darstellungen s. z. B. in Singh u. Phil 1982; Opie 1984).

Ein weiterer vor allem für die Pharmakologie wichtiger Weg der Penetration von Kalziumionen aus dem Extrazellulärraum in das Zellinnere erfolgt durch „receptor-operated channels" (ROC) (s. Abb. 1.2). Die Kopplung von ROCs mit einem spezifischen Ion ist eine spezifische Eigenschaft einer gegebenen Rezeptorpopulation innerhalb eines spezifischen Gewebes (Bolton 1981). Ähnlich wie VOCs sind auch ROCs im Ruhestand verschlossen und werden erst nach Bindung eines spezifischen Agonisten (z. B. Noradrenalin) eröffnet. Die pharmakologische Charakterisierung dieser Kanäle ist daher mit spezifischen und selektiven Agonisten und Antagonisten möglich. Beim Herzen scheinen VOCs und ROCs eine vergleichbare Aktivität zu besitzen, da β-Stimulation zur Phosphorylierung und nachfolgender Aktivierung der VOCs führt. In diesem besonderen Fall teilen sich Rezeptoraktivierung durch ein Pharmakon und depolarisationsmediierte Reize dieselben Membranwege zur Auslösung ihrer zellulären Reaktion.

Andere und vor allem viel variablere Verhältnisse gelten für den glatten Muskel. Sie sind auch heute noch nur z. T. bekannt (Zelis u. Flaim 1981). Beim glatten Gefäßmuskel sind VOCs im Ruhezustand (Relaxation) der Zelle verschlossen und werden durch Depolarisation eröffnet. Eine Depolarisation der Zellmembran ist für die Auslösung einer Kontraktion bei glatten Gefäßmuskeln aber nicht essentiell. Für die Aufrechterhaltung eines Tonus ist ein kontinuierlicher Einstrom von Ca^{++} aus dem Extrazellulärraum erforderlich, da die intrazellulären Ca^{++}-Speicher zumindest in der glatten Gefäßmuskulatur nur unzureichend entwickelt sind (Casteels u. Droogmans 1983). Entsprechend führt Membrandepolarisation auch nicht zu einer intrazellulären Ca^{++}-Freisetzung aus Speichern, sondern zunächst zu einer Zunahme der Membranpermeabilität für Ca^{++}, wobei eine intrazelluläre, sekundäre Ca^{++}-Freisetzung die zytosolische Ca^{++}-Konzentration zusätzlich erhöht (Bohr 1963). ROCs sind im Ruhezustand ebenfalls verschlossen, können aber bei Stimulation durch einen Agonisten (z. B. Noradrenalin) mindestens zwei unterschiedliche Öffnungszustände haben, von denen einer durch Kalziumantagonisten gehemmt werden kann (Cauvin et al. 1983; Triggle u. Swamy 1983).

Im allgemeinen wirken Kalziumantagonisten im glatten Gefäßmuskel stärker auf VOCs als auf ROCs (s. Tabelle 1.5). Auch ist die Stimulation des Ca^{++}-Einstroms durch diese beiden Maßnahmen additiv (van Breemen et al. 1982). Dies bestätigt das Konzept von zwei unterschiedlich aktivierbaren Ca^{++}-Kanälen für den glatten Gefäßmuskel. Außerdem existiert noch ein passiver Ca^{++}-Einstrom unter Ruhebedingungen, d. h. bei verschlossenen VOCs und ROCs, der aber quantitativ gering ist und durch Kalziumblocker nicht beeinflußt wird (van Breemen et al. 1982).

Aktivierung dieser Ca^{++}-Kanäle kann auch die Ca^{++}-Sequestrierung in intrazelluläre Ca^{++}-Speicher triggern. Im glatten Muskel sind hierbei vor allem zwei intrazelluläre Ca^{++}-Speicher von Interesse: ein an der Innenseite der Zellmembran gelegenes Kompartiment, das durch ROC-Aktivierung entleert werden kann und vermutlich nur aus dem Extrazellulärraum (unspezifisch) wieder aufgefüllt wird, und ein intrazelluläres Kompartiment, vermutlich identisch mit dem sarkoplasmatischen Retikulum (SR), das über eine cAMP-abhängige Ca^{++}-ATPase Ca^{++} akkumuliert (van Breemen et al. 1983). Weitere potentielle Ca^{++}-Speicher sind die Mitochondrien, vermutlich aber nur bei exzessivem Ca^{++}-Einstrom durch die Zellmembran und nicht unter normalen Bedingungen der Ca^{++}-Homöostase (s. Abb. 1.2).

Insgesamt ist die Kapazität der intrazellulären Ca^{++}-Speicher im glatten Gefäßmuskel gering. Daher wird die für die Relaxation erforderliche Abnahme der zytosolischen freien Ca^{++}-Konzentration (s. 1.2.4) entscheidend vom aktiven, energieabhängigen Ca^{++}-Transport in den Extrazellulärraum bestimmt (Casteels u. Drogmans 1983). Nach dieser Auffassung wird Ca^{++}, das während der Aktivierung aus einem intrazellulären Speicher, z. B. dem SR, freigesetzt wurde, nicht wieder in diesen Speicher aufgenommen, sondern in den Extrazellulärraum freigesetzt. Mit anderen Worten, ein „Recycling" von intrazellulärer Ca^{++}-Freisetzung und Wiederaufnahme, z. B. ins SR, das so typisch für die Skelettmuskulatur ist, existiert im glatten Gefäßmuskel nicht. Ein Übergang der initialen „phasischen" in eine „tonische" Kontraktion erfolgt durch einen kontinuierlichen Ca^{++}-Einstrom über ROCs (Casteels u. Drogmans 1983). Dies erklärt die hohe Empfindlichkeit gerade der Gefäßmuskulatur (Tonus) hinsichtlich aller Maßnahmen, die den transmembranären Ca^{++}-Austausch beeinflussen − einschließlich der Inhibitoren des Ca^{++}-Einwärtsstroms, d. h. der „Kalziumantagonisten".

1.2.4 Ca^{++} als Kopplungsagens von Stimulus und Kontraktion

Das für die Kopplung von Stimulus und Kontraktion im glatten Muskel benötigte Ca^{++} kommt, wie eben dargestellt, überwiegend aus dem Extra-

zellulärraum und nur zu einem kleineren Teil aus intrazellulären Komparti-
menten. Die Kontraktion wird eingeleitet durch die Aktivierung von VOCs
oder ROCs (z. B. nach Noradrenalin). ROC-Aktivierung durch einen spezifischen Agonisten (z. B. Noradrenalin) führt unter physiologischen Bedingungen zu einer initialen Ca^{++}-Freisetzung aus Speicherorten an der Innenseite des Sarkolemms, die vom Extrazellulärraum gefüllt werden. Die nach
Ca^{++}-Bindung am Rezeptorprotein Calmodulin bewirkte Konformations-
änderung des Calmodulins führt zur Freilegung einer Bindungsstelle und
Aktivierung der Myosin-„light-chain"-Kinase, die Myosin phosphoryliert
und damit die Interaktion mit Aktin und letztlich die Kontraktion ermöglicht. (Diese Vorgänge sind in Abb. 1.2 als „Effektormechanismus" zusammengefaßt.) Eine Relaxation tritt ein, wenn eine phosphatasemediierte
Dephosphorylierung stärker ist als die Phosphorylierungsreaktion. Eine
solche Abnahme tritt mit Dissoziation des Kinase-Calmodulin-Ca^{++}-Kom-
plexes auf durch 1) Ca^{++}-Aufnahme in intrazelluläre Speicher, z. B. sarkoplasmatisches Retikulum und evtl. Mitochondrien, 2) aktive Ca^{++}-Frei-
setzung in den Extrazellulärraum durch eine Ca^{++}-abhängige Pumpe sowie
3) evtl. passiv über einen Na^{+}/Ca^{++}-Austausch (Zelis u. Flaim 1981).

1.2.5 Zusammenfassung

Die Entwicklung eines hohen Gradienten für Ca^{++} auf beiden Seiten der
Zellmembran erfolgte wahrscheinlich während der Evolution in Anpassung
an veränderte Umweltbedingungen. Dadurch wurde bei einer erhöhten
extrazellulären Ca^{++}-Konzentration ein Überschwemmen der intrazellulären Stoffwechselwege mit diesem Ion verhindert. Die Zellmembran eu-
karyoter Zellen ist relativ impermeabel für Ca^{++}. Der Ca^{++}-Einstrom bei
Erregung erfolgt durch spezifische Kanäle. Hierbei kann man Kanäle, die
durch Depolarisation der Zellmembran eröffnet werden („voltage-operated
channels", VOCs) von solchen, die durch Bindung eines Agonisten an
einem spezifischen Rezeptor („receptor-operated channels", ROCs) aktiviert werden, unterscheiden. Die freie zytosolische Ca^{++}-Konzentration bestimmt das Ausmaß der biologischen Reaktion nach Bindung an spezifische
Rezeptorproteine, im glatten Muskel Calmodulin. Die Kontraktion des glatten Muskels wird durch Dissoziation des Ca^{++}-Calmodulin-Myosin-„light-
chain"-Kinase-Komplexes beendet. Dies erfolgt vor allem durch eine aktive
Ca^{++}-Freisetzung (Ca^{++}-ATPase) in den Extrazellulärraum sowie eine
cAMP-abhängige Aufnahme des Ca^{++} in die intrazelluläre Ca^{++}-Speicher
des sarkoplasmatischen Retikulums. Dadurch wird eine Regulation des
Ca^{++}-Gehalts im Zytosol innerhalb der Grenzen ermöglicht, die für Kontraktion und Relaxation sowie die Aufrechterhaltung einer kontraktilen
Basalaktivität (Tonus) erforderlich sind. Allerdings sind Details dieser

Mechanismen gerade im glatten Gefäßmuskel in wesentlichen Punkten noch nicht geklärt.

1.3 Allgemeine Pharmakologie der Kalziumantagonisten

1.3.1 Prinzipielle Mechanismen eines Kalziumantagonismus

Unter Kalziumantagonisten subsumiert man Pharmaka, die kalziumabhängige Vorgänge hemmen können, ohne dabei primär auf andere Stellen zu wirken, z. B. auf andere Ionenkanäle als die für Ca^{++} oder Rezeptoren für Neurotransmitter. Dieser Effekt kann vom Ionisierungsgrad oder der Lipophilie der Substanzen beeinflußt werden, allerdings nicht in essentieller Weise (Henry 1983). Man kann zwei prinzipiell unterschiedliche Möglichkeiten eines Kalziumantagonismus unterscheiden (Cohen et al. 1984): 1) Verminderung der Verfügbarkeit von freiem zytosolischem Ca^{++}, 2) Hemmung von intrazellulären Ca^{++}-Wirkungen.

Die heute therapeutisch angewendeten Kalziumantagonisten wirken in klinisch üblicher Dosierung über eine Verminderung der intrazellulär verfügbaren freien Ca^{++}-Konzentration, indem sie den Ca^{++}-Einstrom durch „voltage operated channels" (VOCs) hemmen. Im glatten Gefäßmuskel wird vermutlich auch ein Teil des nach ROC-Aktivierung durch einen spezifischen Agonisten vermittelten Ca^{++}-Einstroms blockiert (s. unten). Ein gleicher Effekt würde z. B. auch durch eine Stimulation des Ca^{++}-Effluxes aus dem Zytosol in intrazelluläre Speicher oder den Extrazellulärraum erreicht. Ein solcher Mechanismus ist z. B. für aggregationshemmende Prostaglandine bei Thrombozyten beschrieben. Erhöhung des cAMP-Spiegels durch PGE_1 oder PGI_2 fördert die Ca^{++}-Sequestrierung aus dem Zytosol in intrazelluläre Ca^{++}-Speicher und hemmt die Stimulus-Aggregations-Kopplung (Owen u. Le Breton 1981). Ein solcher Mechanismus ist aber für die „klassischen" Ca^{++}-Antagonisten bisher nicht bekannt (Ardlie 1981).

Eine Hemmung von Ca^{++}-Wirkungen innerhalb der Zelle, die letztlich auch zu einer Hemmung seiner metabolischen und kontraktilen Mittlerfunktion führen würde, ist für diese Kalziumantagonisten nicht nachgewiesen. Allerdings ist auch ein solcher Wirkmechanismus prinzipiell möglich und wurde z. B. für Trifluoperazin (Levin u. Weiss 1979) sowie Methylendioxyindene (Piascik et al. 1979) gezeigt. Diese Substanzen hemmen (unter anderem) intrazelluläre Ca^{++}-Wirkungen bei unveränderter intrazellulärer Ca^{++}-Konzentration. Damit unterscheiden sie sich grundsätzlich von den therapeutisch verwendeten Kalziumantagonisten, indem sie keine blockierende

Wirkung auf langsame Ca^{++}-Kanäle zeigen (Lynch u. Rahwan 1982). Mit anderen Worten, diese Substanzen sind auch funktionelle Ca^{++}-Antagonisten, aber keine Inhibitoren des Ca^{++}-Einstroms.

1.3.2 Wirkungsmechanismen von klinisch angewendeten Kalziumantagonisten

1.3.2.1 Zelloberfläche

Die heute verfügbaren Kalziumantagonisten haben keine Wirkung auf den im Austausch gegen Na^+ erfolgenden Ca^{++}-Einstrom (Bersohn et al. 1982), d. h. die Ca^{++}-Freisetzung aus dem Zytosol in den Extrazellulärraum, für den die Energie durch den elektrochemischen Na^+-Gradienten geliefert wird. Auch beeinflussen sie nicht den passiven, erregungsunabhängigen Einstrom von Ca^{++} durch die Zellmembran. Ihr inhibitorischer Effekt im Herzen ist wahrscheinlich spezifisch für das Ca^{++}, dessen Einstrom durch VOCs erfolgt. Im glatten Gefäßmuskel ist die Situation weniger klar. Wahrscheinlich wird hier der Ca^{++}-Einstrom über beide Kanäle gehemmt (s. 1.2.3.2).

1.3.2.2 Zellinneres

Ein Ca^{++}-Antagonismus kann intrazellulär theoretisch an mehreren Stellen erfolgen. Hierzu gehören: direkter Einfluß auf die Kontraktion der Myofibrillen, Wechselwirkung mit Ca^{++}-Bindungsproteinen (z. B. Calmodulin) sowie Beeinflussung von Aufnahme oder Freisetzung von Ca^{++} aus intrazellulären Speichern (sarkoplasmatisches Retikulum, Mitochondrien). Obwohl solche Wirkungen prinzipiell möglich sind und auch unter geeigneten In-vitro-Bedingungen gezeigt werden können (Henry 1983), sind sie für die

Tabelle 1.2. Dosis-Wirkungs-Beziehungen für Ca^{++}-Antagonisten in vitro. Angegeben ist jeweils die Konzentration in μmol/l, die 50% des Maximums des jeweiligen Effekts auslöst (EC_{50}). [Unter Verwendung von Angaben in Antman et al. (1983) sowie einer tabellarischen Zusammenstellung in Nayler u. Horowitz (1983)]

Parameter	Nifedipin	Verapamil	Diltiazem
Hemmung des langsamen Einwärtsstroms am Herzen	0,1	0,1	2
Negativ inotrope Wirkung	0,5	0,5	–
Relaxation von Koronargefäßen	0,005	0,2	0,2
Wechselwirkung mit Calmodulin	–	1000	2000
Therapeutische Plasmakonzentration	0,08–0,3	0,1–0,6	0,1–0,3

Erklärung der klinischen Wirksamkeit dieser Substanzklasse nicht notwendig. Die z.B. für eine Wechselwirkung mit intrazellulärem Calmodulin erforderlichen Konzentrationen sind etwa 10000fach höher als die Plasmaspiegel der Substanzen (Tabelle 1.2).

Nach heutiger Auffassung zeigen klinisch verwendete Kalziumantagonisten in therapeutischer Dosierung keine intrazellulären Wirkungen. Das heißt, daß trotz der hohen Lipidlöslichkeit der Substanzen ihre biologische Wirkung auf die Zelloberfläche begrenzt ist. Eine mögliche Ausnahme sind Piperazinderivate wie Cinnarizin oder Flunarizin, die in höheren Konzentrationen einen direkten Effekt auf die Myofibrillen zeigen (Spedding 1982). Dies könnte evtl. die starke, Ca^{++}-abhängige vasodilatierende Wirkung dieser Substanzklasse erklären (Nayler u. Horowitz 1983).

1.3.3 Spezifische Bindungsstellen für Kalziumantagonisten

Obwohl über die speziellen Wirkungsprofile der Kalziumantagonisten relativ viel bekannt ist, gibt es vergleichsweise wenig Informationen über die Voraussetzungen dieser Wirkung, d.h. über die spezifische Bindung dieser Substanzen an ihren Rezeptoren an der Zellmembran. Dosisabhängigkeit und Stereospezifiät der elektrophysiologischen und pharmakologischen Wirkungen machen spezifische Bindungsstellen an der Zellmembran sehr wahrscheinlich, analog zur Bindung von Agonist und Antagonist an den Rezeptoren eines Neurotransmitters.

Neuere Untersuchungen machen das Vorhandensein spezifischer, d.h. hochaffiner Bindungsstellen für Kalziumantagonisten sehr wahrscheinlich. Substanzen der gleichen chemischen Grundstruktur, z.B. Dihydropyridine, können sich gegenseitig kompetitiv aus dieser Bindung verdrängen (Tabelle

Tabelle 1.3. Hemmung der ^{3}H-Nitrendipin-Bindung durch andere Ca^{++}-Antagonisten an Zellmembranen des Rattenherzens. Angegeben ist die Konzentration der jeweiligen Substanz in $\mu mol/l$, die die spezifische ^{3}H-Nitrendipin-Bindung um 50% hemmt (IC_{50}). (Aus Ehlert et al. 1982, zit. nach Nayler u. Horowitz 1983)

Substanz	IC_{50}
Nitrendipin	0.21
Nifedipin	0.13
Nisoldipin	0.33
Nimodipin	0.56
D,L-Verapamil	38
D,L-Gallopamil	28
Diltiazem	–

1.3). Die Bindungsstellen für Dihydropyridine unterscheiden sich von denen für Verapamil und Gallopamil (D 600), obwohl die letztgenannten Substanzen einen schwachen allosterischen Effekt auf die Dihydropyridinbindung ausüben. Diltiazem beeinflußt die Dihydropyridinbindung nicht (Tabelle 1.3). Spezifische Bindungsstellen am glatten Muskel wurden auch für Cinnarizin und Flunarizin nachgewiesen (Godfraind u. Moran 1977, 1981).

Nach diesen Befunden kann die Inhibition der langsamen Kalziumkanäle durch die „slow channel blocker" bzw. Kalziumantagonisten im üblichen Sinne nicht durch eine einzige Gruppe von Bindungsstellen erklärt werden: die Dihydropyridine binden an eine spezifische Gruppe von Rezeptoren, die Papaverinderivate (Verapamil) an eine andere. Es ist möglich, daß sich der Dihydropyridinrezeptor an oder in Nähe der Ca^{++}-Kanalöffnung befindet, während die Papaverinderivate eher unspezifisch an der Zellmembran binden, wobei eine Konsequenz die Störung der Ca^{++}Kanäle ist (Nayler u. Horowitz 1983). Ob diese überwiegend am Herzen erarbeiteten Befunde in gleicher Weise auch für den glatten Gefäßmuskel gelten, ist fraglich (Janis u. Scriabine 1983; Triggle u. Swamy 1983).

1.3.4 Struktur-Wirkungs-Beziehungen

Die therapeutische Effektivität einer so ubiquitär wirkenden Substanzklasse wie der Kalziumantagonisten wird entscheidend auch durch die Organ- bzw. Gewebespezifität bestimmt. Hierbei existieren wesentliche, d.h. auch klinisch relevante Unterschiede zwischen den einzelnen Pharmakongruppen, z.B. hinsichtlich der unerwünschten Wirkungen (s. 1.5). Von besonderem klinischen Interesse ist darüber hinaus, daß Kalziumantagonisten die Stimulussekretionskopplung in Drüsenzellen wenig oder nicht beeinflussen (Cohen et al. 1984) und auch keine Wirkungen auf die Ca^{++}-Aufnahme in K^{+}-depolarisierte Synaptosomen zeigen (Nachsen u. Blaustein 1979).

Weitere wichtige Unterschiede bestehen hinsichtlich der Gewebespezifität der Wirkung, z.B. auf Herz, Gefäßmuskulatur und andere glatte Muskeln. Auch wenn sich die biologische Wirkungsstärke am Herzen gut mit der spezifischen Bindung korrelieren läßt (Tabelle 1.4), bestehen bei der Gefäßmuskulatur erhebliche Unterschiede. Im allgemeinen ist − erwartungsgemäß − die Wirkung der Substanzen auf den durch Membrandepolarisation (Erhöhung der extrazellulären K^{+}-Konzentration) induzierten Ca^{++}-Einstrom stärker (VOC) und besser reproduzierbar als auf den Ca^{++}-Einstrom nach Rezeptorstimulation durch Agonisten (Noradrenalin, Serotonin, vasokonstriktorische Prostaglandine) (ROC) (Tabelle 1.5). Wie diese Tabelle (Cauvin et al. 1983) außerdem zeigt, bestehen erhebliche Unterschiede hinsichtlich der relaxierenden Wirkung von Kalziumantagonisten in Abhängigkeit vom untersuchten Gefäßpräparat. Besonders bemerkenswert ist die

Tabelle 1.4. Korrelation zwischen spezifischer Bindung und physiologischer Wirkung (Abnahme der Kontraktionskraft) für verschiedene Ca^{++}-antagonistische Substanzen am isolierten Kaninchenpapillarmuskel. Angegeben ist die Konzentration in µmol/l der jeweiligen Substanz, die die spezifische Bindung von ^{3}H-Nitrendipin oder eine maximale Kontrollkontraktion um 50% hemmt (IC_{50}). (Auszugsweise nach Nayler u. Horowitz 1983)

Substanz	IC_{50}	
	Muskel-kontraktion	^{3}H-Nitrendipin-Bindung
Nifedipin	0,041	0,0067
D,L-Verapamil	43	0,48
D,L-Gallopamil	0,37	0,29
Tiapamil	6,8	2,6
Prenylamin	11,3	3,7
Cinnarizin	10,8	38,7

i. allg. hohe Empfindlichkeit von Zerebralgefäßen gegenüber Kalziumantagonisten unterschiedlichster chemischer Struktur. Dies macht wahrscheinlich, daß nicht nur die VOCs, sondern auch die ROCs im Zentralnervensystem in besonderer Weise durch diese Substanzen angesprochen werden (Cauvin et al. 1983).

Die wichtigste Determinante des Gefäßtonus im intakten Organismus ist das sympathische Nervensystem. In den meisten Blutgefäßen führt die Freisetzung von Noradrenalin aus dem sympathischen Nervenende nach Bindung an postjunktionale α-Rezeptoren zu einer Vasokonstriktion. Diese vasokonstriktorischen Wirkungen von endogen freigesetztem oder exogen zugeführtem Noradrenalin werden in den meisten Arterien und Arteriolen durch Kalziumantagonisten gehemmt (Tabelle 1.5) (Vanhoutte 1982), wobei eine selektive Inhibition postsynaptischer α_2-Rezeptoren diskutiert wird (van Zwieten et al. 1983). Andererseits führt eine reflektorische Aktivierung von Barorezeptoren durch Kalziumantagonisten zu einem erhöhten Sympathikotonus. Da ein Teil der Kalziumantagonisten sympathikolytische Wirkungen zeigt (s. oben), ist verständlich, daß die meßbare Nettoreaktion − der regionale Gefäßtonus − nicht ausschließlich von einer direkten Wirkung der Substanzen auf die glatte Gefäßmuskelzelle bestimmt wird. Die Abnahme der Hautdurchblutung bei spontan hypertonen Ratten (53 Wochen) nach Gabe von Nitrendipin bei gleichzeitiger Zunahme der Durchblutung von Skelettmuskulatur, Herz, Nieren und Splanchnikusgebiet ist dafür ein Beispiel (Sesoko et al. 1981).

Tabelle 1.5. Wirkung von Ca^{++}-antagonistisch wirkenden Substanzen auf Kontraktionen isolierter Gefäßpräparate nach Stimulation durch Membrandepolarisation (K^+) oder kontraktile Agonisten [Serotonin (5-HT), Noradrenalin (NA) oder PGF_{2a}]. Angegeben ist die Konzentration des Ca^{++}-Antagonisten in µmol/l, die die Kontraktion um 50% hemmt (IC_{50}). (Auszugsweise und modifiziert nach einer tabellarischen Übersicht von Cauvin et al. 1983)

Substanz	Spezies	Gefäßpräparat	IC_{50} bei Aktivierung durch		Rel. Wirkungsstärke K^+/Agonist
			kontraktilen Agonisten	K^+	
Nifedipin	Ratte	Aorta	NA 0,02	0,03	50
	Kaninchen	Aorta	NA 30	0,01	3000
	Kaninchen	Mesenterialarterie	NA 2	0,01	200
	Mensch	Pialarterie	PGF_{2a} 0,02	0,007	3
	Mensch	Mesenterialarterie	NA 2	0,1	20
Nisoldipin	Kaninchen	Aorta	NA >100	0,001	>100000
Nimodipin	Kaninchen	Basilararterie	5-HT 0,0007	0,0002	4
	Mensch	Pialarterie	PGF_{2a} 0,02	0,002	10
Verapamil	Hund	Zerebralarterie	PGF_{2a} 0,2	0,2	1
	Hund	Koronararterie	PGF_{2a} >10	0,3	>30
Gallopamil	Kaninchen	Aorta	NA 100	0,04	2500
	Kaninchen	Basilararterie	NA 0,06	0,005	12
Diltiazem	Kaninchen	Aorta	5-HT >100	0,04	2500
	Kaninchen	Basilararterie	5-HT 0,01	0,1	10
Cinnarizin	Ratte	Aorta	NA 0,2	0,03	8
	Kaninchen	Aorta	NA ≫10	5	≫2

Eine entscheidende Determinante für die biologische Wirkung von Kalziumantagonisten ist deren chemische Struktur. Diese wird hier exemplarisch für die Kalziumantagonisten aus der Gruppe der 1,4-Dihydropyridine (Nifedipin-Analoga), Verapamil und seine Verwandten sowie Diltiazem besprochen (Meyer 1984).

1.3.4.1 1,4-Dihydropyridine

Eine Zusammenstellung von Kalziumantagonisten aus dieser Gruppe zeigt Tabelle 1.6. Die chemische Grundstruktur ist in Abb. 1.3 dargestellt. Die Referenzsubstanz ist Nifedipin (Vater et al. 1972) (Abb. 1.1a). Essential für die biologische Wirkung ist die Hydrierung des Pyridinrings. Nichthydrierte Pyridine sind unwirksam. Eine gute Vasodilatatorwirkung ergibt sich bei 1) fehlender Substitution am Stickstoff (R-1 = H), 2) Substitution einer kurzkettigen Alkylgruppe am C-2 und C-6, 3) Carboxylesterfunktionen am C-3 und C-5 (R-3, R-5). Die Estergruppen beeinflussen neben der Selektivität für Gefäße auch die Wirkungsdauer. Die biologische Aktivität am Gefäßsystem (Vasodilatation) und Herzen (negativ inotrope Wirkung) wird entscheidend durch den Substituenten in 4-Position (R-4) bestimmt. Bei unterschiedlichen Substituenten in 3- und 5-Position (Nicardipin, Nitrendipin, Nisoldipin) ist in der Regel die vasodilatierende bzw. antihypertensive Aktivität im Vergleich zu symmetrischer Substitution (Nifedipin) verstärkt. Diese Substanzen enthalten dann ein chirales C-Atom. Die beiden optischen Isomeren unterscheiden sich in ihrer biologischen Wirkung. Z. B. ist das

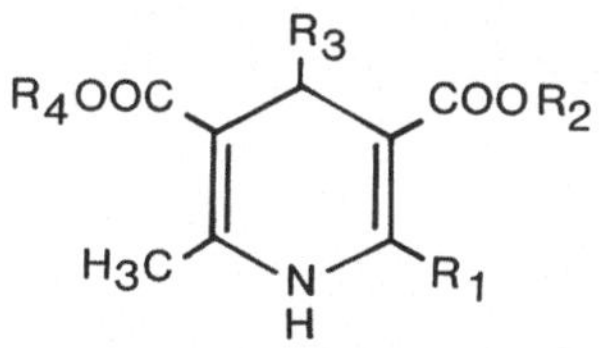

Abb. 1.3. Chemische Grundstruktur von 1,4-Dihydro-Pyridinen

Tabelle 1.6. Struktur-Wirkungsbeziehungen bei 1,4-Dihydropyridinen. (Auszugsweise nach Meyer 1984)

Substanz	R_1	R_2	R_3	R_4
Nifedipin	CH_3	CH_3	$2-NO_2-C_6H_4$	CH_3
Nicardipin	CH_3	$CH_2-CH_2-N<^{CH_2-C_6H_5}_{CH_3}$	$3-NO_2-C_6H_4$	CH_3
Nitrendipin	CH_3	C_2H_5	$3-NO_2-C_6H_4$	CH_3
Nimodipin	CH_3	$CH_2-CH_2-OCH_3$	$3-NO_2-C_6H_4$	$CH-(CH_3)_2$
Nisoldipin	CH_3	CH_3	$2-NO_2-C_6H_4$	$CH_2-CH-(CH_3)_2$
Felodipin	CH_3	C_2H_5	$2,3-Cl_2-C_6H_3$	CH_3
Niludipin	CH_3	$C_3H_7OCH_2CH_2$	$3-NO_2-C_6H_4$	$C_3H_7OCH_2CH_2$

(+)-Isomer von Nicardipin ein wesentlich wirksameres Relaxans am K^+-kontrahierten Kaninchenaortenstreifen als das (−)-Stereoisomer (Towart et al. 1981). Auch die Gewebeselektivität kann sich bei Modifikation der Liganden entscheidend verändern. Z. B. ist Niludipin im Vergleich zu Blutgefäßen ein um zwei Größenordnungen wirksameres Relaxans der Darmmuskulatur (Triggle 1982).

1.3.4.2 Verapamilgruppe

Eine Zusammenstellung von Substanzen aus dieser Gruppe zeigt Tabelle 1.7. Die chemische Grundstruktur ist in Abb. 1.4 dargestellt. Referenzsubstanz ist Verapamil (Haas u. Härtfelder 1962) (Abb. 1.1b). Die Substanzen lassen sich chemisch vom Papaverin ableiten, das auch selbst eine Hemmung des Ca^{++}-Einstroms am Herzen zeigt (Schneider et al. 1975). Für eine optimale Wirkung ist eine 3,4-Dimethoxy (Verapamil)- oder 3,4,5-Trimethoxy-Substitution (D600, Gallopamil) am Benzenring sinnvoll (R-1). Die sterische Anordnung der Substituenten am chiralen C-Atom (R-2, R-3) ist wichtig für die molare Wirkungsstärke und evtl. für die Wirkqualität. Im allgemeinen sind S(−)-Enantiomere von Verapamil und Gallopamil wirkungsstärker als die R(+)-Derivate (Nawrath et al. 1980). Interessanterweise lassen sich diese unterschiedlichen Wirkungsstärken nicht durch eine stereoselektive Bindung erklären. Auch wird der rasche Natriumstrom durch beide Isomere erst in wesentlich höheren, d. h. klinisch vermutlich nicht relevanten Konzentrationen gehemmt, so daß eine Stereoselektivität nur für den VOC-mediierten Ca^{++}-Einstrom besteht (Triggle 1982). Ausgehend von der Beobachtung, daß das chirale C-Atom ein wichtiges, aber kein essentielles Strukturelement ist, wurde das optisch nicht aktive Tiapamil (Ro 11-1781)

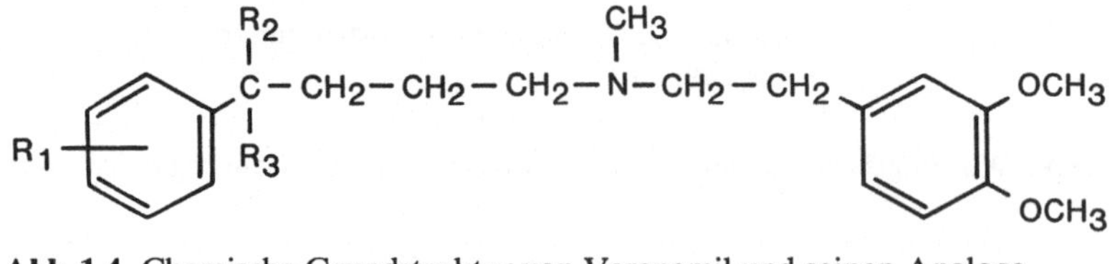

Abb. 1.4. Chemische Grundstruktur von Verapamil und seinen Analoga

Tabelle 1.7. Struktur-Wirkungsbeziehungen bei Verapamil-Analoga. (Nach einer Zusammenstellung in Meyer 1984)

Substanz	R_1	R_2	R_3
Verapamil	3,4—$(OCH_3)_2$	$CH(CH_3)_2$	CN
Gallopamil	3,4,5—$(OHCH_3)_3$	$CH(CH_3)_2$	CN
Tiapamil	3,4—$(OHCH_3)_2$	$SO_2(CH_2)_3SO_2$	$SO_2(CH_2)_3SO_2$

entwickelt, das eine dem Verapamil vergleichbare Wirkqualität aufweist. Im Intermediärstoffwechsel entsteht nach Dealkylierung am Stickstoff Norverapamil, das noch etwa 20% der vasodilatierenden Wirkung der Ausgangssubstanz aufweist. Weitere Metabolisierung erfolgt durch Abspaltung der Methoxygruppen an den Benzenringen.

1.3.4.3 Diltiazem

Ähnlich wie die Verapamilgruppe zeigt auch das Benzothiazepinderivat Diltiazem (Abb. 1.1c) eine stereoselektive Wirkung auf Ca^{++}-Kanäle. Die Substanz enthält zwei chirale Zentren, wobei zwischen diesen beiden C-Atomen eine cis-trans-Isomerie besteht. Die trans-Isomeren zeigen keine vasodilatierende Wirkung. Das linksdrehende cis-Isomer hat eine etwa 10fach länger anhaltende vasodilatierende Wirkung als das entsprechende rechtsdrehende Isomer (Handelspräparat). Die Alkyl-Amino-Alkyl-Substitution am N-5 ist essentiell für die biologische Aktivität. Dagegen kann die Acetoxyfunktion am C-3 durch zahlreiche Substituenten bei weitgehendem Erhalt der biologischen Wirkung ersetzt werden. Das biologisch aktive 3-Hydroxy-Diltiazem ist einer der Hauptmetaboliten der Substanz im Intermediärstoffwechsel. Weitere primäre Schritte der Biotransformation beinhalten die Demethylierung des terminalen Stickstoffs, oxidative Hydroxylierung in einem der aromatischen Ringe und andere.

1.3.5 Zusammenfassung

Die im allgemeinen Sprachgebrauch als „Ca^{++}-Antagonisten" bekannte Pharmakongruppe (s. Tabelle 1.1) vermindert die freie zytosolische Ca^{++}-Konzentration in klinisch üblicher Dosierung durch eine Hemmung des Ca^{++}-Einstroms aus dem Extrazellulärraum. Die Wirkung des freien zytosolischen Ca^{++} auf nachgeschaltete biologische Vorgänge, z.B. die Kontraktion glatter Muskeln, wird nicht beeinflußt. Diese Hemmung des Ca^{++}-Einstroms erfolgt überwiegend durch die Antagonisierung des VOC-mediierten Ca^{++}-Einstroms. Daneben ist vor allem für den glatten Gefäßmuskel auch eine partielle Hemmung des Ca^{++}-Einstroms nach Einwirkung eines kontraktilen Rezeptoragonisten (ROC) bekannt. Die relative Bedeutung einer Wirkung von Kalziumantagonisten auf VOCs oder ROCs ist abhängig von deren Anzahl, dem Aktivierungszustand und ihrer Bedeutung für die jeweilige Organfunktion. Spezifische Bindungsstellen für Ca^{++}-Antagonisten an oder in Nähe von Ca^{++}-Kanälen an der Zellmembran wurden nachgewiesen. Sie unterscheiden sich für Dihydropyridine (Typ: Nifedipin) und z.B. Verapamil oder Diltiazem am Herzen. Bei der Gefäßmuskulatur ist dies noch nicht geklärt. Trotz dieser Unterschiede in der Bindung und der chemischen

Grundstruktur lassen sich innerhalb einer Substanzgruppe gemeinsame Strukturmerkmale nachweisen, die für die Ca^{++}-antagonistische Wirkung sowie evtl. deren Gewebe- bzw. Organspezifität erforderlich sind. Zwischen verschiedenen Organen sowie selbst im gleichen Organsystem (Blutgefäße) bestehen beträchtliche Unterschiede in der Hemmbarkeit von Kontraktionen durch Ca^{++}-Antagonisten. Bei Blutgefäßen sind Kontraktionen, die durch K^+-Depolarisation hervorgerufen wurden (VOC-Aktivierung), i. allg. leichter zu hemmen als solche nach Rezeptorstimulation durch einen spezifischen Agonisten (ROC-Aktivierung). Diese Effekte können im intakten Organismus durch den Sympathikotonus entscheidend modifiziert werden. Trotz der erheblichen Variabilität fällt auf, daß Blutgefäße im Zentralnervensystem im Vergleich zu denen der Körperperipherie eine besondere Empfindlichkeit gegenüber Ca^{++}-Antagonisten aufweisen. Daraus kann man schließen, daß sowohl ROCs als auch VOCs im zerebralen Kreislauf durch Kalziumantagonisten bevorzugt angesprochen werden.

Die biologische Wirkungsstärke der drei hinsichtlich Struktur-Wirkungsbeziehungen näher besprochenen Kalziumantagonisten vom Typ des Nifedipins, Verapamils und Diltiazems wird durch die bei allen Substanzen hohe hepatische Metabolisierung („First-pass"-Effekt bei oraler Gabe) unterschiedlich beeinflußt. Bei Nifedipin und vermutlich auch seinen Verwandten entstehen bei der als primärer Metabolisierungsschritt angesehenen Oxidation des Dihydropyridins zum Pyridin unwirksame Metabolite. Dagegen sind die primären Metabolite von Verapamil (Norverapamil) und ein Teil der Metabolite des Diltiazem noch biologisch wirksam, wenn auch deutlich geringer als die Ausgangssubstanz.

1.4 Klinisches Wirkungsspektrum von Kalziumantagonisten

1.4.1 Allgemeine Anwendungsbereiche im kardiovaskulären System

Die klinischen Anwendungsgebiete von Kalziumantagonisten sind ebenso vielfältig wie die Substanzen selbst. Im Vordergrund steht die Behandlung der chronisch ischämischen Herzkrankheit, insbesondere der Angina pectoris, einschließlich des Koronargefäßspasmus. Auch für die Therapie des Myokardinfarkts einschließlich des bei der Thrombolyse auftretenden „Kalzium-Paradox", d. h. eines (unkontrollierten) Ca^{++}-Einstroms in die Myokardzelle und, insbesondere, die Mitochondrien, bei der frühen Reperfusion scheint zumindest nach den Ergebnissen von Tierversuchen eine wichtige Indikation für Kalziumantagonisten zu bestehen. Herzinsuffizienz und Herzrhythmusstörungen sind neben der Hypertonie weitere Indikationsgebiete.

Eine Zusammenfassung des heutigen Stands der Anwendung von Kalziumantagonisten für diese Indikationsbereiche enthalten neuere Übersichten (Flaim u. Zelis 1982; Murphy u. Dollery 1983; Fleckenstein 1983; Nayler u. Horowitz 1983; Stone u. Antman 1983; Althaus et al. 1984; Opie 1984). Entsprechend der Aufgabenstellung des Buches sollen in dieser Übersicht nur die Wirkungen von Kalziumantagonisten bei zerebrovaskulären Erkrankungen ausführlicher besprochen werden.

1.4.2 Kalziumantagonisten und zerebrovaskuläre Erkrankungen

Regionale zerebrale Ischämie führt zu einer Freisetzung von K^+ aus dem Zellinneren in den Extrazellulärraum und kann dadurch den Ca^{++}-Einstrom in die Zellen steigern. Nach Untersuchungen bei Primaten führt eine Erhöhung der extrazellulären K^+-Konzentration auf 13 mmol zu einer signifikanten Abnahme der extrazellulären Ca^{++}-Konzentration (Harris et al. 1981). Dies entspricht vermutlich dem Grad der Membrandepolarisation, die für die Eröffnung von „voltage-operated channels" (VOCs) für Ca^{++} erforderlich ist (Siesjö 1981). In Anbetracht des hohen Energie- und damit Sauerstoffbedarfs des Zentralnervensystems (¼ des Herzzeitvolumens und ½ der Blutglukose!) ist eine Erhöhung des Energiebedarfs durch Ca^{++}-Einstrom in die Nervenzellen bei gleichzeitig gedrosseltem Angebot besonders ungünstig.

Häufige Ursache einer akuten zerebralen Ischämie sind atherothrombotische Gefäßverschlüsse oder -stenosen, sehr selten ein regionaler Vasospasmus. Bei Patienten, die die initiale Phase einer Subarachnoidalblutung überleben, kann außerdem eine sekundäre Ischämie infolge eines regionalen, zerebralen Vasospasmus eintreten, wobei eine positive Korrelation zwischen der Lokalisation des Blutgerinnsels und dem Ort des schweren Vasospasmus besteht (Fischer et al. 1980). Die klinischen Ischämiezeiten korrespondieren mit einer Störung des von dem spastisch verengten Zerebralgefäß versorgten Hirnabschnitts. Gleichzeitig kommt es zu einer Zunahme des zerebralen Blutvolumens durch eine massive Dilatation der intraparenchymalen Gefäße. Erklärungsmöglichkeiten für dieses Phänomen sind eine „Malfunktion" der sympathischen Innervation und/oder die Freisetzung chemischer Mediatoren (Nesto 1983).

Als solche chemische Mediatoren kommen neben Ca^{++} selbst, u. a. Serotonin, Produkte der Arachidonsäurekaskade wie Thromboxan A_2 und evtl. Leukotriene sowie Noradrenalin und Dopamin in Betracht. Unabhängig von der exakten chemischen Natur des Spasmogens ist allen diesen Substanzen gemeinsam, daß sie die intrazelluläre freie Ca^{++}-Konzentration in den Gefäßmuskelzellen erhöhen können und damit die Muskelzellkontraktion stimulieren. Dabei scheint der transmembranäre Einstrom von extrazellulärem

Ca^{++} für die Kontraktion von zerebralen Blutgefäßen im Gegensatz zu einigen Gefäßen der Peripherie auch bei einem agonisteninduzierten Spasmus (Serotonin, stabile Thromboxanmimetika) eine zentrale Rolle zu spielen (Allen et al. 1976; Towart u. Perzborn 1981).

Kalziumantagonisten hemmen nicht nur die Kontraktionen isolierter Hirngefäße, die durch Ca^{++}-Zusatz oder Erhöhung der K^+-Konzentration im Perfusionsmedium ausgelöst wurden, sondern auch solche nach Stimulation der zerebralen Gefäße mit Serotonin oder vasokonstriktorischen Prostaglandinen (Shimizu et al. 1980; Towart 1981). Vorliegende Ergebnisse (Towart 1981) zeigen, daß der Kalziumantagonist Nimodipin im Vergleich zu anderen Substanzen ein extrem wirksames Relaxans von Zerebralgefäßen ist und sowohl agonist- als auch depolarisationsinduzierten Spasmus in minimalen Konzentrationen senkt (s. Tabelle 1.5).

Diese bisher vorliegenden klinischen und tierexperimentellen Befunde sprechen in der Mehrzahl für eine beeindruckende Wirksamkeit der Kalziumantagonisten beim zerebralen Vasospasmus (Allen et al. 1983; Nesto 1983; Auer 1984; Gaab et al. 1984; Rusegger et al. 1984). Daß sie potente zerebrale Vasodilatatoren sind, läßt sich auch am (vasomotorischen) Kopfschmerz ablesen, der eine häufige Nebenwirkung dieser Substanzen, vor allem bei wenig sklerosierten Zerebralgefäßen ist. Neben einer direkten Wirkung auf den Gefäßtonus könnte − vor allem bei zerebralem Vasospasmus infolge intrakranieller Blutung − auch eine Thrombozytenfunktionshemmung mit Hemmung der Freisetzung vasokonstriktorischer Produkte bei der Aggregation, insbesondere des Thromboxans A_2, zur Verbesserung der regionalen Durchblutung beitragen (Vanhoutte 1982).

1.4.3 Zusammenfassung

Kalziumantagonisten zeigen ein breites Profil pharmakodynamischer Wirkungen, die der Bedeutung dieses Ions für die Zellfunktion entsprechen. Im Vordergrund der heutigen klinischen Anwendung dieser Substanzen stehen Erkrankungen des kardiovaskulären Systems, die hier nicht im einzelnen besprochen werden. Im Zentralnervensystem gehen vor allem Störungen der zerebralen Duchblutung mit Veränderungen der Ca^{++}-Homöostase einher. Eine Erhöhung der intrazellulären Ca^{++}-Konzentration in den Nervenzellen kann bei Ischämie eintreten und bei dem hohen Energiebedarf dieser Strukturen besonders rasch zu irreversiblen Schäden führen.

Kalziumantagonisten unterschiedlicher chemischer Struktur sind potente Inhibitoren des zerebralen Vasospasmus. Dies gilt sowohl für Spasmen bei Depolarisation der Zellmembran, z.B. nach ischämieinduzierter K^+-Freisetzung aus dem Zellinneren als auch für Spasmen infolge lokaler Freisetzung von kontraktilen Mediatoren, z.B. Noradrenalin, Serotonin,

Thromboxane bei der Subarachnoidalblutung. Dabei gehört das Nimodipin zu den auf molarer Basis wirkungsstärksten Verbindungen. Es ist vorstellbar, daß eine Hemmung des Ca^{++}-Einstroms in die Nervenzellen auch dort über eine Senkung des Energiebedarfs einen günstigen Einfluß ausübt. Ermutigende Ergebnisse über die therapeutische Anwendung von Ca^{++}-Antagonisten zur Therapie des lokalen, zerebralen Vasospasmus liegen vor allem aus Tierversuchen vor. Auch erste Anwendungen am Menschen sprechen für eine potente Wirkung dieser Substanzklasse auf den zerebralen Gefäßtonus. Hierbei können direkte Wirkungen auf die glatte Gefäßmuskulatur − die im Zentralnervensystem sensibel auf Ca^{++}-Antagonisten reagiert − evtl. durch zusätzliche Wirkungen auf den Gefäßinhalt (Hemmung der Thrombozytenaggregation und -sekretion) verstärkt werden. Dies erfordert allerdings noch weitere Untersuchungen und ist heute noch nicht gesichert.

1.5 Spezielle Pharmakologie der Kalziumantagonisten

Die spezielle Pharmakologie der Kalziumantagonisten konzentriert sich hier neben einer Beschreibung allgemeiner pharmakologischer Eigenschaften vor allem auf die Pharmakokinetik, Wechselwirkungen mit anderen Pharmaka sowie eine Darstellung möglicher unerwünschter Wirkungen. Wie bereits im allgemeinen Teil werden auch hier die drei „Referenzsubstanzen" Nifedipin, Verapamil und Diltiazem besonders eingehend besprochen. Eine Zusammenstellung pharmakokinetischer Daten dieser und einiger anderer Kalziumantagonisten zeigt Tabelle 1.8. Allgemeine Wirkungen und Anwendungsmöglichkeiten von Kalziumantagonisten bei kardiovaskulären Erkrankungen wurden in Abschn. 1.4 dargestellt. Die klinische Anwendung, einschließlich Dosierung, Indikationen und Kontraindikationen, ist ausführlich in anderen Kapiteln dieses Buches beschrieben.

1.5.1 Nifedipin

1.5.1.1 Allgemeine pharmakologische Eigenschaften

Nifedipin ist eine gelbe, fotosensible Substanz. Durch UV-Licht, aber auch einfaches Tageslicht, entstehen inaktive Abbauprodukte. Die Substanz muß daher lichtgeschützt aufbewahrt werden. Untersuchungen der Reinsubstanz sollten in Abwesenheit von Tageslicht, z.B. mit einer Na-Dampflampe, erfolgen. Ähnliches gilt für andere Dihydropyridine. Nifedipin ist löslich in Alkohol, Chloroform und Aceton, aber praktisch unlöslich in Wasser. Auch andere Dihydropyridine (s. 1.3.4.1) sind lichtempfindlich. Die allgemeinen

Tabelle 1.8. Pharmakokinetische Daten von Substanzen mit Ca^{++}-antagonistischer Wirkung (Einmalgabe). (Nach Antman et al. 1983)

Substanz	Orale Resoprtion (%)	Wirkungsbeginn	Max. Effekt	Plasma-HWZ	Protein-bindung (%)	Or. Bio-verfüg-barkeit (%)	Aktiver Metabolit
Nifedipin	>90% subl. >90% or.	< 1 min iv. < 3 min subl. <20 min or.	1–2 h or.	3–4 h	90	50–70	Nicht bekannt (?)
Verapamil	>90% or.	< 2 min iv. 2 h or.	10–15 min iv. 5 h or.	3–7 h[a]	90	20	Nor-Verapamil
Diltiazem	>90% or.	<15 min or.	30 min or.	4 h[a]	80	40	Deacetyl-Diltiazem
Perhexilin	>90%	2–3 Tage (?)	?	3–12 Tage[a]	>90	–	Monohydroxy-Perhexilin
Lidoflazin	90%	?	2–4 h or.	16–24 h	?	–	?

[a] Limitierte hepatische Metabolisierung

pharmakologischen Eigenschaften und Pharmakokinetik sind, soweit bekannt, dem Nifedipin ähnlich.

1.5.1.2 Pharmakokinetik

Resorption. Die Absorption nach oraler oder bukkaler Applikation beträgt mindestens 90%. 3 min nach bukkaler und 20 min nach oraler Gabe ist die Substanz im Plasma nachweisbar. Die Plasmaproteinbildung beträgt etwa 90%. Maximale Plasmakonzentrationen finden sich innerhalb von 2 h nach oraler Gabe (Schlossmann et al. 1976). Dabei bestehen erhebliche interindividuelle Variationen. Foster et al. (1983) konnten bei gesunden Probanden nach 10 mg Nifedipin oral „fast absorber" mit einem maximalen Plasmaspiegel von 60 ng/ml in weniger als 1 h von „slow absorbern" mit einem maximalen Plasmaspiegel von weniger als 20 ng/ml und einem Maximum nach 2–6 h unterscheiden. Das Verhältnis von „fast"- zu „slow"-Absorbern betrug 9:3. Obwohl die insgesamt resorbierte Menge bei beiden Gruppen gleich war, könnte dieses Phänomen doch klinisch relevant sein, da die vasodilatierenden Wirkungen bei höheren Plasmamaximalspiegeln ausgeprägter sein dürften (Freedman 1984).

Verteilung und Metabolisierung. Die Plasmahalbwertszeit von Nifedipin beträgt 1,8 h nach i.v. und 3,4 h (Variation 1,9–5,8 h) nach oraler Gabe (Foster et al. 1983). Das Verteilungsvolumen ist mit 106 Litern wesentlich geringer als bei Verapamil oder Diltiazem. Bei oraler Gabe unterliegt Nifedipin nach Resorption einem „First-pass"-Metabolismus in der Leber. Der Anteil biologisch wirksamer Substanz, der nach Leberpassage den großen Kreislauf und damit die potentiellen Wirkorte erreicht (Bioverfügbarkeit), wird für therapeutisch übliche Nifedipindosen von 5–20 mg mit 45% (Belz et al. 1981) bzw. 60–70% (Foster et al. 1983) angegeben. Insgesamt ist die Inaktivierung von Nifedipin bei diesem „First-pass"-Metabolismus geringer als bei Verapamil (Freedman 1984). Man kann wahrscheinlich davon ausgehen, daß für die strukturverwandten Nifedipin-Analoga wie Nitrendipin oder Nimodipin ähnliche Verhältnisse gelten. Für Nicardipin wurde ebenfalls ein erheblicher „First-pass"-Metabolismus nachgewiesen (Higuchi u. Shiobara 1980).

Elimination. Der weit überwiegende Teil des Nifedipins wird hepatisch zu zahlreichen polaren, biologisch unwirksamen Metaboliten umgesetzt (Pietta et al. 1981). Etwa 80% dieser Metabolite werden renal ausgeschieden und nur etwa 15% über die Fäzes. Die Halbwertszeit der Metabolite ist länger als die des Nifedipins, so daß eine Kumulation dieser inaktiven Produkte erfolgen kann (Rämsch, zit. nach Freedman 1984). Hinweise für eine Akkumulation des unveränderten Nifedipins bei Dauerbehandlung bestehen nicht. Dagegen wurde eine überproportionale Zunahme der Plasmakonzentration mit steigender Dosierung von Nicardipin nachgewiesen, Hinweis für eine begrenzte hepatische Metabolisierungskapazität für diese Substanz (Higuchi u. Shiobara 1980; Antman et al. 1983).

1.5.1.3 Wechselwirkungen mit anderen Pharmaka

Nifedipin kann kombiniert mit Nitraten, β-Blockern, Furosemid, Antikoagulanzien, Antihypertensiva und oralen Antidiabetika angewendet werden, ohne daß schwerwiegende Nebenwirkungen zu erwarten sind (Ebner et al. 1976). Bei kombinierter Anwendung mit Nifedipin wurde für die beiden H_2-Blocker Cimetidin und Ranitidin eine Zunahme der maximalen Plasmaspiegel von Nifedipin beschrieben und ein Zusammenhang mit der verminderten Leberdurchblutung vermutet. Die klinische Relevanz dieses Befunds wird auch dadurch belegt, daß der antihypertensive Effekt von Nifedipin bei Komedikation von Cimetidin oder Ranitidin gesteigert ist (Kirch et al. 1983).

Klinisch wichtig sind mögliche Wechselwirkungen zwischen oraler Nifedipinmedikation und dem Digoxinspiegel im Plasma. Nach Gabe von Nifedipin oral ($3 \times 10\,$mg) wurde von einer Untersuchergruppe eine Erhöhung der Digoxinplasmakonzentration um 45% beschrieben (Belz et al. 1981). Allerdings wurde dieser Befund von drei weiteren Untersuchergruppen nicht bestätigt (Pedersen et al. 1982; Schwartz et al. 1984; Zylber-Katz et al. 1984), so daß die klinische Relevanz gering zu sein scheint.

1.5.1.4 Unerwünschte Wirkungen

Dosisabhängige unerwünschte Effekte des Nifedipins resultieren überwiegend aus seiner vasodilatierenden Wirkung. Hierzu gehört vor allem der Kopfschmerz bei etwa 5% der Patienten unter Dauertherapie. Hypotonie, Dysästhesien, „flush", Übelkeit und Erbrechen, Müdigkeit, Ödeme der unteren Extremitäten und Verwirrtheit werden seltener beschrieben. Bei 5000 Patienten mit einer Dauertherapie von Nifedipin wurden bei 17% Nebenwirkungen festgestellt. In 4,7% der Fälle mußte die Behandlung wegen nicht mehr tolerabler Nebenwirkungen abgebrochen werden (Ebner et al. 1976).

Bei einem sehr kleinen Teil von Patienten mit einer stabilen Angina pectoris wurde bei Beginn einer Nifedipintherapie eine Verstärkung der ischämischen Symptomatik beschrieben. Mögliche Erklärungen sind eine regionale Hypoperfusion infolge zu stark vermindertem koronaren Perfusionsdruck bei hochgradigen, fixierten Stenosen, ein „Steal"-Phänomen und/oder eine reflektorische Sympathikusaktivierung mit Herzfrequenzzunahme und Steigerung des myokardialen Sauerstoffverbrauchs (Lawrence 1984).

Bei Herabsetzung der Dosis oder Abbruch der Therapie ist in Einzelfällen eine Verschlechterung der klinischen Symptomatik mit Angina-pectoris-Anfällen und Myokardinfarkt für Nifedipin, Verapamil und Diltiazem beschrieben und gelegentlich als „Entzugssyndrom" gedeutet worden. Im Vergleich zur Bedeutung der Entzugssymptomatik bei β-Blockern ist diese für Kalziumantagonisten nach heutigem Wissen unbedeutend. Eine Verschlechterung der Symptomatik nach Absetzen kann alternativ allein durch die Aufhebung eines therapeutisch wirksamen Effekts erklärt werden (Lawrence 1984).

Nifedipin führt zu keinen Veränderungen von Lunge-, Leber- oder Nierenfunktion und beeinflußt nach heutigen Kenntnissen auch nicht das hämatopoetische System.

1.5.2 Verapamil

1.5.2.1 Allgemeine pharmakologische Eigenschaften

Verapamil (Abb. 1.1b) ist ein weißes Pulver. Die Substanz ist nicht lichtempfindlich und löslich in Wasser und Äthanol. Verapamil ist optisch aktiv. Die Ca^{++}-antagonistische Wirkung (negativ inotrop in vitro) zeigen beide Isomere (Nawrath et al. 1980). Allerdings ist das S(−)-Stereoisomer auf molarer Basis etwa 25fach stärker wirksam als das R(+)-Isomer. Auf dem Anteil dieses S(−)-Stereoisomers beruht die biologische Wirkung des im Handel befindlichen Razemats. Synthetische Strukturanaloga von Verapamil sind Gallopamil (D 600) und Tiapamil (s. 1.3.4.2). Weitere Derivate (Ronipamil, Anipamil, Gadopamil) sind in der Entwicklung bzw. klinischen Prüfung.

1.5.2.2 Pharmakokinetik

Resorption. Nach oraler Gabe wird Verapamil zu über 90% resorbiert. Maximale Plasmaspiegel treten etwa 1 h nach Verabreichung auf. Allerdings beträgt aufgrund des hohen „First-pass"-Metabolismus in der Leber die Bioverfügbarkeit der Substanz nach oraler Gabe nur etwa 20% (Johnston et al. 1981; Freedman 1984). Dabei besteht eine erhebliche interindividuelle und intraindividuelle Variabilität, wie sie auch von anderen Pharmaka mit einem hohen „First-pass"-Metabolismus, z. B. Propranolol, bekannt ist. Bei oraler Einmalgabe beginnt die klinische Wirkung nach etwa 2 h und erreicht nach etwa 5 h ihr Maximum.

Verteilung und Metabolisierung. Die Plasmaproteinbindung von Verapamil beträgt 90%. Verapamil wird extensiv hepatisch metabolisiert. Bisher sind

12 Metabolite identifiziert worden, von denen nur das Norverapamil biologisch aktiv ist und noch etwa 20% der vasodilatierenden Wirkung der Ausgangssubstanz (beim Hund) besitzt (Neugebauer 1978). Hinweise für eine Stereospezifität der hepatischen Metabolisierung von Verapamil mit Bevorzugung der biologisch aktiven S(−)-Form liegen vor. Auf einem unterschiedlichen Metabolismus von S(−)- und R(+)-Form und/oder einer gewebespezifischen Akkumulation könnte auch die unterschiedliche Dauer der blutdrucksenkenden (20 min) und negativ dromotropen Wirkung (6 h) bei razemischem Verapamil beruhen (Antman et al. 1983).

Die Angaben über die metabolische Clearance von Verapamil sind widersprüchlich. Dies beruht wahrscheinlich auf dem Vorhandensein einer Sättigungskinetik für die hepatische Metabolisierung. Bei Einmalgabe oder Kurzzeitverabfolgung kleiner Dosen beträgt die Eliminationshalbwertszeit 3–7 h (2,8–8,2 h) und das scheinbare Verteilungsvolumen 300–400 l. Dies spricht für eine hohe Aufnahme der Substanz im Gewebe.

Elimination. Die Substanz wird bei Einmalgabe nur zu 3–4% unverändert ausgeschieden, der überwiegende Teil dagegen in Form von Metaboliten (Eichelbaum et al. 1979). Unterschiede in der Halbwertszeit von Verapamil zwischen intravenöser und oraler Gabe bestehen bei Kurzzeitmedikation am gesunden Erwachsenen nicht. Dagegen gibt es bei Dauertherapie sehr wahrscheinlich einen nichtlinearen Stoffwechsel mit Kumulation, d. h. eine Verminderung der Verapamil-Plasma-Clearance und eine Verlängerung der „Halbwertszeit" der Elimination auf 10–12 h bei oraler Gabe. Der zugrunde liegende Mechanismus ist im einzelnen unklar. Diskutiert werden eine Sättigung enzymatischer Stoffwechselwege der Leber sowie eine Verminderung der Leberdurchblutung. Eine physiologische Unreife der Leberfunktion könnte auch die verlängerte Halbwertszeit von Verapamil (9,2 h) bei Kindern erklären (Wagner et al. 1982).

Eine besondere praktische Bedeutung hat die Zunahme der Halbwertszeit von Verapamil beim Übergang von oraler Einzelgabe zur Dauertherapie. Nach dem Ergebnis mehrerer Studien ist hierbei die Bioverfügbarkeit der Substanz in etwa verdoppelt (Freedman 1984). In Analogie zu anderen Verbindungen mit hohem „First-pass"-Effekt, z. B. Propranolol, würde dies für eine Verminderung des (hohen) „First-pass"-Effekts sprechen, z. B. infolge einer herabgesetzten hepatischen Enzymaktivität.

Signifikante Veränderungen im Metabolismus von Verapamil treten erwartungsgemäß bei Lebererkrankungen auf. Bei Patienten mit Leberzirrhose ist die Eliminationshalbwertszeit auf 14 h verlängert und die Bioverfügbarkeit entsprechend erhöht, so daß eine Dosisverminderung erforderlich ist. Analoges gilt für die Fettleber.

Bei schwerer Nierenfunktionsstörung ist das Verteilungsvolumen für Verapamil stark vermindert und die Halbwertszeit geringgradig verkürzt.

Die Gesamtkörperclearance der Substanz kann um mehr als 50% herabgesetzt sein (Storstein 1982), so daß auch hier eine Dosisreduktion erforderlich ist.

1.5.2.3 Wechselwirkungen mit anderen Pharmaka

Klinisch relevante Wechselwirkungen von Verapamil mit anderen Pharmaka sind bekannt für β-Rezeptorenblocker und Digoxin. Bei intravenöser Gabe von Verapamil an Patienten mit einer Dauertherapie von β-Blockern wurden Blutdruckabfall, Bradykardie sowie Asystolie beschrieben (Antman 1983). Dies beruht wahrscheinlich auf einer Aufhebung sympathischer Reflexaktivierungen nach Verapamil. Zusätzlich ist eine Verdrängung aus der Plasmaproteinbindung denkbar. Die Häufigkeit dieser Interaktionen nach oraler Verapamilgabe ist gering. Eine kombinierte Anwendung von Kalziumantagonisten und β-Blockern ist bei gegebener klinischer Indikation durchaus möglich und sinnvoll (Oesterle u. Schroeder 1982; Packer et al. 1982).

Eine dosisabhängige Erhöhung der Digoxinspiegel im Serum nach Verapamilgabe wurde wiederholt beschrieben (Freedman 1984). Sie kann evtl. zu Zeichen einer Digitalisintoxikation führen. Als Ursache wird eine verminderte Digoxinclearance angesehen (Klein et al. 1982). Die genaue klinische Bedeutung dieser Wechselwirkung ist noch nicht klar; eine Dosisreduktion des Digoxins bei zusätzlicher Verapamilgabe ist zu empfehlen (Freedman 1984).

1.5.2.4 Unerwünschte Wirkungen

Unerwünschte Wirkungen nach oraler oder intravenöser Verapamilgabe treten bei etwa 10% der behandelten Patienten auf. Zu den häufigsten unerwünschten Wirkungen gehören Obstipation (7,2%), Verwirrtheit (3,6%), Hypotonie (2,5%), Kopfschmerz (2,0%), periphere Ödeme (2,6%) und Übelkeit (2,6%). Störungen von Erregungsbildung und -leitung im Herzen sind aufgrund des Wirkungsprofils der Substanz zu erwarten. Eine Bradykardie trat bei 1,1% der Patienten auf und ein AV-Block höheren Schweregrads bei 0,7% − meist bei Patienten mit chronischen kardialen Erkrankungen (Guerrero u. Martin 1984). Ein Therapieabbruch wegen intolerabler Nebenwirkungen erfolgte bei 1% der behandelten Patienten.

Verapamilintoxikation führt zu AV-Dissoziation mit erheblicher Bradykardie und schwerer Hypotonie, die durch parenterale Kalziumzufuhr (Infusion von Kalziumglukonat) allein nur unzureichend behandelt werden kann. Günstig scheint die Anwendung von β-Sympathikomimetika, z. B. Isoprenalin, zu sein (Lawrence 1984).

1.5.3 Diltiazem

1.5.3.1 Allgemeine pharmakologische Eigenschaften

Diltiazem (Abb. 1.1c) besteht aus weißen, geruchlosen, bitter schmecken-
den Kristallen. Die Substanz ist leicht wasserlöslich und schwer löslich in
Alkohol. Von den 4 möglichen Stereoisomeren ist das rechtsdrehende *cis*-
Enantiomer als Präparat im Handel (s. 1.3.4.3).

1.5.3.2 Pharmakokinetik

Resorption. Nach oraler Gabe wird Diltiazem rasch und zu etwa 95% resorbiert. Maximale Plasmaspiegel finden sich 30–60 min nach oraler Gabe normaler Kapseln und nach 3–4 h mit der Depotform. Die Bioverfügbarkeit beträgt etwa 40% nach oraler Verabreichung. Ursache dieser geringen Bioverfügbarkeit nach oraler Gabe ist, ähnlich wie bei Verapamil, ein extensiver
„First-pass"-Metabolismus in der Leber. Die klinische Wirkung beginnt
innerhalb einer Viertelstunde nach oraler Gabe und erreicht nach 30 min ihr
Maximum.

Verteilung und Metabolisierung. Die Plasmaproteinbindung beträgt etwa
80% (35–40% an Albumin) und wird durch andere stark Protein-(Albumin-)
gebundene Substanzen (Phenylbutazon, Indometazin, Phenytoin) nicht
beeinflußt. Das Verteilungsvolumen ist mit ca. 370 Litern hoch. Dies spricht,
ähnlich wie bei Verapamil, für eine hohe Aufnahme der Substanz im Gewebe (Antman 1984).

Die Metabolisierung erfolgt überwiegend in der Leber. Dabei entsteht
Desacetyl-Diltiazem als primärer Metabolit. Dieses Desacetyl-Derivat
macht 15–30% der Ausgangssubstanz aus und besitzt noch nahezu 50% von
dessen biologischer Wirkung. Die Eliminationshalbwertszeit bei intravenöser Gabe beträgt etwa 2 h. Die mittlere Eliminationshalbwertszeit bei einer
oralen Einmaldosis von 60 bzw. 90 mg wird mit 3,2–4,4 h angegeben (Smith
et al. 1983). Sie wird bei Dosiserhöhung verlängert und beträgt z. B. 5,9 h bei
180 mg und 6,9 h bei 210 mg (Rovei et al. 1980). Dies spricht für eine Sättigung der hepatischen Metabolisierung. Auch hierbei besteht eine erhebliche
interindividuelle Variabilität (Nayler u. Horowitz 1983).

Bei oraler Dauermedikation von 3 × 60 mg Diltiazem ist die Eliminationshalbwertszeit unverändert (Rovei et al. 1980; Smith et al. 1983). Eine
2,4fache Kumulation von Diltiazem wurde beschrieben und könnte ähnlich
wie bei Verapamil auf einer verminderten oralen Clearance beruhen (Smith
et al. 1983).

Elimination. Bei Einzelgabe und auch Dauermedikation finden sich nur 1–3% unveränderte Substanz im Urin. Der weit überwiegende Anteil von Diltiazem wird in Form von Metaboliten ausgeschieden: dies wird durch die Beobachtung gestützt, daß nur 35% einer oral verabfolgten Dosis sich im Urin wiederfinden, dagegen 50% in den Fäzes, vermutlich nach biliärer Sekretion. D. h. daß Vorsicht geboten ist bei gleichzeitiger Verabfolgung von Präparaten, die den Leberstoffwechsel (Barbiturate) oder die Leberdurchblutung (Cimetidin) beeinflussen (Antman 1983). Auch wenn klinisch-pharmakologische Daten noch fehlen, sollte man bei Patienten mit Leberfunktionsstörungen die Erhaltungsdosis von Diltiazem herabsetzen. Eine Verlängerung der Halbwertszeit und einen überproportional zur Dosis erhöhten Plasmaspiegel kann man bei hohen Dosen der Substanz finden: ein weiterer Hinweis für eine nichtlineare Pharmakokinetik, vermutlich bedingt durch Sättigung eines enzymatischen Stoffwechselwegs in der Leber.

1.5.3.3 Wechselwirkungen mit anderen Pharmaka

Über Wechselwirkungen von Diltiazem mit anderen Pharmaka ist sehr wenig bekannt. Insbesondere ist die Wirkung der Substanz auf die Digoxinkinetik offenbar bisher nicht untersucht (Antman et al. 1984). Die einzige beschriebene Wechselwirkung von Diltiazem mit anderen Pharmaka ist die Herabsetzung des Serumspiegels von Diltiazem bei Behandlung mit Diazepam (3×2 mg oral) (Morselli et al. 1978). Die Ursache ist nicht bekannt. Diskutiert wird eine verminderte Diltiazemabsorption. Diltiazem kann in Kombination mit β-Blockern bei Patienten mit normaler Herzfunktion angewendet werden. Vorsicht ist geboten für diese Kombination bei bestehender linksventrikulärer Funktionsstörung. Dies beinhaltet auch die kombinierte Anwendung von Diltiazem und Herzglykosiden zur Verlängerung der AV-Überleitung.

1.5.3.4 Unerwünschte Wirkungen

Die Häufigkeit unerwünschter Wirkungen bei Behandlung mit Diltiazem wird auf der Basis von klinischen Studien an über 5000 Patienten mit 2–4% angegeben (Antman et al. 1983). Hierzu gehören: AV-Überleitungsstörungen bei intravenöser Gabe (Kawai et al. 1981), Allergie gegenüber der Substanz, Verwirrtheit, Kopfschmerz, „flush" und Magen-Darm-Störungen. Gelegentlich wird eine Erhöhung von Serumtransaminasen gefunden (McGraw et al. 1982; Tartaglione et al. 1982).

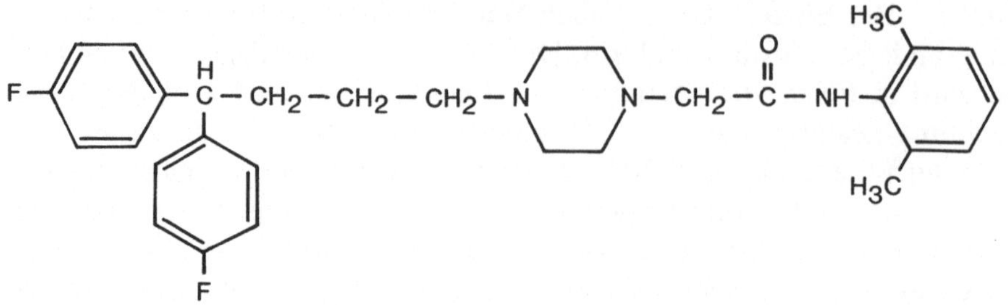

Abb. 1.5. Chemische Struktur von Lidoflazin

1.5.4 Lidoflazin und Verwandte

1.5.4.1 Pharmakokinetik

Über die Pharmakokinetik von Lidoflazin (Abb. 1.5) und anderen Piperazinen wie Cinnarizin und Flunarizin liegen relativ wenig Informationen vor. Maximale Plasmaspiegel von Lidoflazin werden innerhalb von 4h nach oraler Gabe gefunden. Die Substanz wird überwiegend hepatisch metabolisiert. Bioverfügbarkeit und evtl. biologische Wirkungen der Metabolite sind nicht bekannt (Antman 1983). Nach Einmalapplikation kann die Halbwertszeit der Substanz auf 20–22h geschätzt werden. Bei Erhöhung der Einzeldosis konnte eine Sättigung der metabolischen Inaktivierung nicht nachgewiesen werden (Heykants et al. 1981). Über eine evtl. Kumulation bei Mehrfachgabe liegen keine Angaben vor (Antman 1983).

1.5.4.2 Unerwünschte Wirkungen

Lidoflazin und auch die anderen Präparate dieser Gruppe werden vermutlich gut vertragen. Die Häufigkeit hämodynamischer Nebenwirkungen ist insgesamt gering. Eine Angabe der Inzidenz ist derzeit nicht möglich (Antman 1983). Verwirrtheit nach Lidoflazin (Shapiro et al. 1982) und Müdigkeit nach Cinnarizin (Hargreaves 1980) wurden beschrieben.

Wichtige unerwünschte Wirkungen von Lidoflazin und Prenylamin sind Repolarisationsstörungen im EKG, einschließlich einer Verlängerung der QT-Zeit. Dies kann zu ventrikulären Tachykardien führen, die ein Absetzen des Präparats erfordern (Bloem et al. 1979; Lawrence 1984).

1.5.5 Perhexilin

1.5.5.1 Pharmakokinetik

Auch über Perhexilin liegen nur wenige pharmakologische Untersuchungen vor. Diese sprechen für eine sehr hohe Proteinbildung mit langer

Halbwertszeit und Inaktivierung der Substanz durch hepatische Metabolisierung. Die Halbwertszeit unterliegt erheblichen interindividuellen Variationen und wird mit 3–12 Tagen angegeben (Antman et al. 1983). Die Eliminationshalbwertszeit bei Patienten mit peripheren Neuropathien betrug 13 Tage (Singlas et al. 1978). Verdoppelung der Dosis führt zu einer Verlängerung der Halbwertszeit und damit zu einem erhöhten Risiko von Intoxikationen durch Kumulation. Wegen der langen Wirkungsdauer und der Sättigung der hepatischen Metabolisierung sind mindestens 4 Wochen Therapie zum Erreichen stabiler Plasmaspiegel erforderlich.

1.5.5.2 Unerwünschte Wirkungen

Von allen Kalziumantagonisten, die heute klinisch angewendet werden, zeigt Perhexilin die meisten und schwerwiegendsten Nebenwirkungen (Nayler u. Horowitz 1983). Am häufigsten ist ein transienter Anstieg von SGOT und SGPT im Plasma, der nach Absetzen der Substanz reversibel ist. Allerdings wurden auch Hepatitis und andere Formen einer Leberzellschädigung bis zur Leberzirrhose bei einigen Patienten beschrieben (Lawrence 1984). Die Substanz ist außerdem neurotoxisch. Am häufigsten ist eine sensorische periphere Neuropathie, aber auch extrapyramidale Störungen wurden gefunden, besonders nach Langzeitbehandlung sowie bei Patienten mit vorherbestehender Leberschädigung (Singlas et al. 1978). Dabei besteht offenbar eine Korrelation zum Plasmaspiegel der Substanz, da neurotoxische Nebenwirkungen in einer prospektiven Studie bei Plasmaspiegeln von Perhexilin von weniger als 700 ng/ml nicht auftraten (Horowitz et al. 1981). Andererseits wurde bei elektrophysiologischen Untersuchungen eine gestörte Nervenleitgeschwindigkeit auch bei sonst asymptomatischen Patienten unter Perhexilintherapie gefunden (Mabin et al. 1978, zit. aus Lawrence 1984).

1.5.6 Zusammenfassung

Alle hier näher besprochenen Kalziumantagonisten und ihre Analoga weisen einen erheblichen hepatischen Metabolismus auf, der als „First-pass"-Effekt nach oraler Gabe imponiert und die Bioverfügbarkeit um 30–50% (Nifedipin), 60% (Diltiazem) bzw. 80% (Verapamil) herabsetzt. Bei dieser hepatischen Metabolisierung entstehen bei Verapamil, Diltiazem, Perhexilin und einigen anderen Substanzen biologisch aktive Intermediärprodukte, die vor allem bei bestehender Leberschädigung die biologische Wirkungsstärke und -dauer der Substanz wesentlich beeinflussen können. Dies gilt besonders für Perhexilin. Für Nifedipin sind nach heute vorliegenden Informationen keine biologisch aktiven Intermediärprodukte bekannt.

Die Verträglichkeit der Präparate ist i. allg. gut. Dosisabhängige unerwünschte Wirkungen ergeben sich aus der Hauptwirkung. Sie bestehen vor allem in einer Hypotonie sowie in einer Beeinflussung der kardialen Erregungsbildung und -leitung, letzteres gilt besonders für die Verapamilgruppe und Diltiazem. Aber auch Nifedipin kann über eine Stimulation von Barorezeptoren (wie auch andere hypotensiv wirkende Pharmaka) die myokardiale Erregbarkeit verändern.

Mögliche Wechselwirkungen der Kalziumantagonisten mit anderen Pharmaka beinhalten vor allem eine Beeinflussung der Digoxinkinetik mit einer möglichen Verstärkung der Digoxinwirkung. Eine Kumulation mit Wirkungsverstärkung ist vor allem bei Perhexilin- und Verapamildauertherapie zu beachten.

Literatur

Allen GS, Gross CJ, Henderson LM, Chow SN (1976) Cerebral arterial spasm. Part 4: In vivo effects of temperature, serotonin analogues, large nonphysiological concentrations of serotonin, and extracellular calcium and magnesium on serotonin-induced contractions of the canine basilar artery. J Neurosurg 44:585–593

Allen GS et al (1983) Cerebral arterial spasm—a controlled trial of nimodipine in patients with subarachnoidal hemorrhage. New Engl J Med 308:619–624

Althaus U, Burckhardt D, Vogt E (Hrsg) (1984) Calcium-Antagonismus. Intern Symposium on Calcium Antagonism. Interlaken, 1983. Universimed Verlag, Frankfurt/Main

Antman EM, Horowitz J, Stone PH (1983) Clinical pharmacology of the calcium channel blocking agents. In: Stone PH, Antman EM (eds) Calcium channel blocking agents in the treatment of cardiovascular disorders. Futura Publishing Company, Mount Kisco New York, pp 177–202

Ardlie NG (1982) Calcium ions, drug action and platelet function. Pharmacol Ther 18:249–270

Auer LM (1984) Nimodipin zur Prophylaxe des zerebralen Vasospasmus bei Aneurysmapatienten nach Subarachnoidalblutung. In: Lechner H, Ladurner G (Hrsg) Fortschritte in Pathophysiologie, Diagnose und Therapie zerebrovaskulärer Erkrankungen. Excerpta Medica, Amsterdam, S 181

Belz GG, Aust PE, Munkes R (1981) Digoxin plasma concentrations and nifedipine. Lancet I:844–845

Bersohn MM, Philipson KD, Fukushima JY (1982) Sodium-calcium exchange and sarcolemmal enzymes in ischaemic rabbit hearts. Am J Physiol 242:C288–C295

Bloem TJJM, Vermeulen A, Reneman RS (1979) Lidoflazine in the management of angina pectoris. Clin Cardiol 2:407–412

Bohr DF (1963) Vascular smooth muscle: dual effect of calcium. Science 139:597–599

Bolton TB (1981) Smooth muscle: An assessment of current knowledge. In: Bülbring E, Brading AF, Jones AW, Tomita T (eds) Smooth muscle. Edward Arnold, London, pp 199–217

Brading AF (1981) Smooth muscle: An assessment of current knowledge. In: Bülbring E, Brading AF, Jones AW, Tomita T (eds) Smooth muscle. Edward Arnold, London, pp 65–92

Breemen C van, Aaronson L, Cauvin CA, Loutzenhiser RD, Mangel AW, Saida L (1982) The calcium cycle in arterial smooth muscle. In: Flaim SF, Zelis R (eds) Calcium blockers. Mechanisms of action and clinical applications. Urban & Schwarzenberg, Baltimore München, pp 53–63

Breemen C van, Aaronson P, Loutzenhiser R, Meisheri K (1982) Calcium fluxes in isolated rabbit aorta and guinea pig tenia coli. Fed Proc 41:2891–2897

Cauvin C, Loutzenhiser R, van Breemen C (1983) Mechanisms of calcium antagonist-induced vasodilation. Ann Rev Pharmacol Toxicol 23:373–396

Casteels R, Droogmans G (1983) The role of calcium in contraction of vascular smooth muscle. In: Stone PHJ, Antman EM (eds) Calcium channel blocking agents in the treatment of cardiovascular disorders. Futura Press, Mount Kisco New York, pp 59–70

Cavero I, Spedding M (1983) Calcium antagonists: A class of drugs with a bright future. Part I. Cellular calcium homeostasis and calcium as a coupling messenger. Life Sci 33: 2571–2581

Cohen CJ, Janis RA, Taylor DG, Scriabine A (1984) Where do calcium antagonists act? In: Opie LH (ed) Calcium antagonism and cardiovascular disease. Raven Press, New York, p 163

Ebner F, Dunschede HB (1976) Haemodynamics, therapeutic mechanism of action and clinical findings of adalate use based on worldwide clinical trials. In: Jaetene AD, Lichtlen PR (eds) The Third International Adalate Symposium. Excerpta Medica, Amsterdam, pp 42–49

Eichelbaum M, Ende M, Remberg G, Schomerus M, Dengler HJ (1979) The metabolism of D,L-(14-C) verapamil in man. Drug Metab Dispos 7:145–148

Eichelbaum M, Dengler HJ, Somogyi A, von Unruh GE (1981) Superiority of stable labelled techniques in the bioavailability assessment of drugs undergoing extensive first pass elimination. Studies on the relative bioavailability of verapamil tablets. Eur J Clin Pharmacol 19:127–131

Fischer CM, Kistler JP, Davis JM (1980) Relation of cerebral vasospasm to subarachnoid hemorrhage visualized by computerized tomographic scanning. Neurosurgery 6:1–8

Flaim SF, Zelis R (eds) (1982) Calcium blockers. Mechanism of action and clinical applications. Urban & Schwarzenberg, Baltimore München

Fleckenstein A (1964) Die Bedeutung der energiereichen Phosphate für Kontraktilität und Tonus des Myokards. Verh Dtsch Ges Inn Med 70:81–99

Fleckenstein A (1983) Calcium antagonism in heart and smooth muscle. Experimental facts and therapeutic prospects. Wiley, New York Chichester Brisbane Toronto Singapore

Faster TS, Hamann SR, Richards VR, Bryant PJ, Graves DA, McAllister RG (1983) Nifedipine kinetics and bioavailability after single intravenous and oral doses in normal subjects. J Clin Pharmacol 23:161–170

Freedman SB (1984) Pharmacokinetics of calcium-entry blockers. In: Althaus U, Burckhardt D, Vogt E (eds) Calcium-Antagonismus. Intern Symposium on Calcium Antagonisms, Interlaken. Universimed Verlag, Frankfurt/Main, pp 30–47

Gaab MR, Haubitz I, Korn A, Czech T (1984) Wirkung von Nimodipin auf Hirndurchblutung und intracraniellen Druck bei neurochirurgischen Patienten. In: Lechner H, Ladurner B (Hrsg) Fortschritte in Pathophysiologie, Diagnose und Therapie zerebrovaskulärer Erkrankungen. Excerpta Medica, Amsterdam, S 206

Godfraind T, Morel N (1977) An upper limit to the number of calcium channels in smooth muscle as estimated with cinnarizine. Eur J Pharmacol 41:245–246

Godfraind T, Morel N (1981) Identification of specific binding of flunarizine to rat aorta. Br J Pharmacol 72:517P

Guerrero JR, Martin SS (1984) Verapamil: Full spectrum calcium blocking agent: An overview. Med Res Rev 4:87–109

Haas H, Härtfelder G (1962) α-Isopropyl-α-(N-methylhomoveratryl)-γ-aminopropyl-3,4-dimethoxy-phenylacetonitril, eine Substanz mit coronargefäßerweiternden Eigenschaften. Arzneimittelforsch 12:549–558

Hargreaves J (1980) A double-blind placebo-controlled study of cinnarizine in the prophylaxis of seasickness. Practitioner 224:547–550

Harris J, Symon L, Branston M, Bayhan M (1981) Changes in the cellular calcium activity in cerebral ischaemia. J Cerebr Blood Flow Metab 1:203–209

Henry PD (1983) Mechanisms of action of calcium antagonists in cardiac and smooth muscle. In: Stone PH, Antman EM (eds) Calcium channel blocking agents in the treatment of cardiovascular disorders. Futura, Mount Kisco New York, pp 107–154

Heykants J, Woestenborghs R, Kenyhercz T (1982) The study of the dose-proportionality, bioavailability and bioequivalence of lidoflazine (R-7904) in healthy volunteers. Janssen Research Products Information Service (zit nach Nayler u Horowitz)

Higuchi S, Shiobara Y (1980) Comparative pharmacokinetics of nicardipine hydrochloride, a new vasodilator, in various species. Xenobiotica 10:447–454

Horowitz JD, Morris PM, Drummer O, Goble AJ, Louis WJ (1981) Saturable metabolism of perhexiline maleate: correlations with long-term toxicity. Am J Cardiol 47:399

Janis RA, Scriabine A (1983) Sites of action of Ca^{++} channel inhibitors. Biochem Pharmacol 32:3499–3504

Jahnston A, Burgess CD, Hamer J (1981) Systemic availability of oral verapamil and effect on PR interval in man. Br J Clin Pharmacol 12:397–400

Kawai C, Konishi T, Matsuyama E, Okazaki H (1981) Comparative effects of three calcium antagonists, diltiazem, verapamil and nifedipine, on the sinoatrial and atrioventricular nodes. Experimental and clinical studies. Circulation 63:1035–1042

Kirch W, Rämsch K, Ohnhaus EE (1983) Pharmakokinetische und pharmakodynamische Interaktionen von Nifedipin mit H_2-Rezeptoren-Antagonisten. Verh Dtsch Ges Kreislaufforsch Mannheim, 8.–10.4.1983

Klein HO, Lang R, Weiss E, Segni ED, Libhaber C, Guerrera J, Kaplinsky E (1982) The influence of verapamil on serum digoxin concentration. Circulation 65:998–1003

Lawrence JR (1984) Anti-anginal and beta-adrenoreceptor blocking drugs. In: Dukes MNG (ed) Side effects of drugs, Annual 8. Elsevier, Amsterdam New York Oxford, pp 182–202

Levin RM, Weiss B (1979) Selective binding of antipsychotics and other psychoactive agents to the calcium-dependent activator of cyclic nucleotide phosphodiesterase. J Pharmacol Exp Ther 208:454–459

Lewis JG (1983) Adverse reactions to calcium antagonists. Drugs 25:196–222

Lindner E (1960) Phenyl-propyl-diphenyl-amin, eine neue Substanz mit coronargefäßerweiternder Wirkung. Arzneimittelforsch 10:569–573

Lynch JJ, Rahwan RG (1982) Absence of blocking effects on cardiac slow calcium channels by the intracellular calcium antagonist 2-n-propyl-3-dimethylamino-5,6-methylienedioxyindene. Canad J Physiol 60:841–849

McAllister RG (1982) Clinical pharmacology of slow channel blocking agents. Progr Cardiovasc Dis 25:83–102

McGraw BF, Walker SD, Hemberger JA (1982) Clinical experience with diltiazem in Japan. Pharmacotherapy 2:156

Meyer H (1984) Structure activity relationships in calcium antagonists. In: Opie LH (ed) Calcium antagonists and cardiovascular disease. Raven Press, New York, pp 165–173

Morselli PL, Rovei V, Mitchard M, Durand A, Gomeni R, Larribaud J (1978) Pharmacokinetics and metabolism of diltiazem in man (Observations on healthy volunteers and anginma pectoris patients). New drug therapy with a calcium antagonist. Diltiazem-Hakone Symposium. Excerpta Medica, Amsterdam, pp 152–168

Murphy MB, Dollery C (eds) (1983) Calcium antagonists in the treatment of hypertension. Hypertension 5(II)

Nachsen DA, Blaustein MP (1979) The effects of some organic "calcium antagonists" on calcium influx in presynaptic nerve terminals. Mol Pharmacol 16:579–586

Nawrath H, Blei I, Gegner R, Ludwig Ch, Zong XG (1980) No stereospecific effects of the optical isomers of verapamil and D600 on the heart. In: Zanchetti A, Krikler DM (eds) Calcium antagonism in cardiovascular therapy. Experience with verapamil. Excerpta Medica, Amsterdam, p 52

Nayler WG, Horowitz JD (1983) Calcium antagonists: A new class of drugs. Pharmacol Ther 20:203–262

Nesto RW (1983) Use of the calcium channel blocking agents in the treatment of noncardiovascular disorders. In: Stone PH, Antman EM (eds) Calcium channel blocking agents in the treatment of cardiovascular disorders. Futura, Mount Kisco New York, pp 443–472

Neugebauer G (1978) Comparative cardiovascular actions of verapamil and its major metabolites in the anaesthetized dog. Cardiovasc Res 12:247–254

Oesterle SN, Schroeder JS (1982) Calcium blockade, β-adrenergic blockade and the reflex control of circulation. Circulation 65:669

Opie LH (1984) Calcium. In: Opie LH (ed) Calcium ions and cardiovascular disease. Raven Press, New York, pp 1–8

Owen NE, Le Breton GC (1981) Ca^{++}-mobilization in blood platelets as visualized by chlortetracycline fluorescence. Am J Physiol 241:H613–H619

Packer M, Leon MB, Bonow RO et al (1982) Haemodynamic and clinical effects of combined verapamil and propranolol therapy in angina pectoris. Am J Cardiol 50:903

Patmore L, Whiting RL (1982) Calcium entry blocking properties of Tanshinone-11-A sulfonate, an active principle of the antianginal extract. Br J Pharmacol 75:149P

Pedersen KE, Dorph-Pedersen A, Hvildt S, Klitgaard NA, Kjaer K, Nielsen-Kudsk F (1982) Effect of nifedipine on digoxin kinetics in healthy subjects. Clin Pharmacol Ther 32:562–565

Piepho RW, Bloedow DC, Lacy JP, Runser DJ, Dimmit DC, Browne RKD (1982) Pharmacokinetics of diltiazem in selected animal species and human beings. Am J Cardiol 49:525–528

Pietta P, Rava A, Biondi P (1981) High performance liquid chromatography of nifedipine, its metabolites and fotochemical degradation products. J Chromatogr 210:516–521

Rasmussen H (1981) Calcium and cAMP as synarchic messengers. Wiley, New York

Rinaldi ML, Le Feuch CJ, Demaille JG (1981) The epinephrine-induced activation of the cardiac slow Ca^{++} channel is mediated by the cAMP-dependent phosphorylation of calciductin, a 23000 Mr sarcolemmal protein. FEBS Letters 129:277–281

Rovei V, Gomeni R, Mitchard M, Larribaud J, Blatrix Ch, Thebault JJ, Morselli PL (1980) Pharmacokinetics and metabolism of diltiazem in man. Acta Cardiol 35:35–45

Russeger L, Grunert V, Kostron H (1984) Zur Nimodipin-Behandlung vasospasmusbedingter neurologischer Ausfallserscheinungen bei SAB. In: Lechner H, Ladurner G (Hrsg) Fortschritte in Pathophysiologie, Diagnose und Therapie zerebrovaskulärer Erkrankungen. Excerpta Medica, Amsterdam, S 195

Schaper WKA, Xhonneux R, Jageneau AHM (1965) Stimulation of the coronary collateral circulation by lidoflazine (R7904). Naunyn-Schmiedebergs Arch Pharmacol 252:1–8

Schlossmann K, Medenwald HH, Rosenkranz H (1976) Investigations on the metabolism and protein binding of nifedipine. In: Lochner W, Braasch W, Kroneberg G (eds) The 2nd International Adalat Symposium. Excerpta Medica, Amsterdam, pp 33–39

Schneider JA, Brooker G, Sperelakis N (1975) Papaverine blockade of an inward slow Ca^{++}-current of guinea pig heart. J Mol Cell Cardiol 7:867–876

Schwartz JB, Raizner A, Akers S (1984) The effect of nifedipine on serum digoxin concentrations in patients. Am Heart J 107:669–673

Sesoko S, Pegram BL, Frohlich ED (1981) Systemic and regional hemodynamics in normotensive (WKY) and spontaneously hypertensive (SHR) rats after the calcium antagonist Bayer e 5009. Fed Proc 40:724

Shapiro W, Narahara KA, Park J (1982) The effects of lidoflazine on exercise performance and thallium stress scintigraphy in patients with stable angina pectoris. Circulation [Suppl 1] 65:43–50

Shimizu K, Ohta T, Toda N (1980) Evidence for greater susceptibility of isolated dog cerebral arteries to Ca antagonists than peripheral arteries. Stroke 11:261–265

Siesjö BK (1981) Cell damage in brain: A speculative hypothesis. J Cerebr Blood Flow Metab 1:155–185

Singh BN, Hecht HS, Nademanee K, Chew CYC (1982) Electrophysiologic and hemodynamic effects of slow-channel blocking agents. Progr Cardiovasc Dis 25:103–132

Singh BN, Phil (Oxon) D (1982) Pharmacological basis for the therapeutic applications of slow-channel blocking agents. Angiology 33:492–515

Singlas E, Goujet MA, Simon P (1978) Pharmacokinetics of perhexiline maleate in anginal patients with and without peripheral neuropathy. Eur J Clin Pharmacol 14:195–201

Somogyi A, Albrecht M, Kliems G, Schäfer K, Eichelbaum M (1981) Pharmacokinetics, bioavailability and ECG response of verapamil in patients with liver cirrhosis. Br J Clin Pharmacol 12:51–60

Smith MS, Verghese CP, Shand DG, Pritchett ELC (1983) Pharmacokinetic and pharmacodynamic effects of diltiazem. Am J Cardiol 51:1369–1374

Spagnoli A, Tognoni G (1983) "Cerebroactive" drugs. Clinical pharmacology and therapeutic role in cerebrovascular disorders. Drugs 26:44–69

Spedding M (1982) Comparison of calcium antagonists and trifluoroperazine in skinned muscle fibers. Br J Pharmacol 75:25P

Stone PH, Antman EM (eds) (1983) Calcium channel blocking agents in the treatment of cardiovascular disorders. Futura Publishing Company Inc, Mount Kisco New York

Storstein L (1982) Pharmacokinetics of calcium antagonists in patients with renal insufficiency and in geriatric patients. Meda/Knoll. Proc Symposium on Calcium Antagonism. Gothenburg, Sweden

Tartaglione TA, Pepine CJ, Pieper JA (1982) Diltiazem: A review of its clinical efficacy and use. Drug Intell Clin Pharmacol 16:371

Towart R (1981) Selective inhibition of serotonin-induced contractions of rabbit cerebral vascular smooth muscle by calcium-antagonistic dihydropyridines. Circ Res 48:650–657

Towart R, Perzborn E (1981) Nimodipine inhibits carbocyclic thromboxane-induced contractions of cerebral arteries. Eur J Pharmacol 69:213–215

Towart R, Wehinger E, Meyer H (1981) Effects of unsymmetrical ester substituted 1,4-dihydropyridine derivatives and their optical isomers on contraction of smooth muscle. Naunyn-Schmiedebergs Arch Pharmacol 317:183–185

Triggle DJ (1982) Biochemical pharmacology of calcium blockers. In: Flaim SF, Zelis R (eds) Calcium blockers. Mechanisms of action and clinical applications. Urban & Schwarzenberg, Baltimore München, pp 121–134

Triggle DJ, Swamy VC (1983) Calcium antagonists. Some chemical-pharmacological aspects. Circ Res [Suppl I] 52:17–28

Van Nueten JM, Van Beek J, Janssen PA (1978) Effect of flunarizine on calcium-induced response of peripheral vascular smooth muscle. Arch Int Pharmacodyn Ther 232:42–52

Van Zwieten PA, van Meel JCA, Timmermans PBMWM (1983) Pharmacology of calcium entry blockers: Interaction with vascular alpha-adrenoceptors. Hypertension [Suppl II] 5:8–17

Vanhoutte PM (1982) Calcium-entry blockers and vascular smooth muscle. Circulation [Suppl 1] 65:I-11–I-19

Vater W, Kroneberg G, Hoffmeister F et al (1972) Zur Pharmakologie von 4-(2'Nitrophenyl)-2,6-dimethyl-1,4-dihydropyridin-3,5-dicarbonsäuredimethyleste (Nifedipine, Bay 1-1040). Arzneimittelforschung 22:1–14

Vaughan-Williams EM (1980) Anti-arrhythmic action and the puzzle of perhexilin. Academic Press, London, pp 61–111

Wagner JG, Rocchini AP, Vassiliades J (1982) Prediction of steady-state verapamil plasma concentrations in children and adults. Clin Pharmacol Ther 32:172–181

Wing LMH, Meffin PJ, Grgurinovich N, Harrington BJ, Sheppard JM (1982) Dose-dependent disposition of perhexiline. Aust N Z J Med 12:318

Wuytack F, Landon E, Fleischer S, Hardmann JG (1978) The calcium accumulation in a microsomal fraction from porcine coronary artery smooth muscle. A study of the heterogeneity of the fraction. Biochim Biophys Acta 540:253–269

Zelis R, Flaim SF (1981) "Calcium influx blockers" and vascular smooth muscle: Do we really understand the mechanisms? Ann Int Med 94:124–126

Zsoter TT, Church JG (1983) Calcium antagonists: Pharmacodynamic effects and mechanism of action. Drugs 25:93–112

Zylber-Katz E, Koren G, Levy M (1984) Pharmacokinetic study of digoxin and nifedipine coadministration. Clin Pharmacol Ther 35:286

2 Subarachnoidalblutung

V. HOSSMANN

2.1 Einleitung

Spontane Subarachnoidalblutungen treten am häufigsten im mittleren Lebensalter auf und sind − aus völligem Wohlbefinden heraus − durch einen oft dramatischen Krankheitsbeginn mit heftigsten Kopfschmerzen und nachfolgender tiefer Bewußtlosigkeit gekennzeichnet. Die Prognose dieser Erkrankung ist aufgrund der häufigen Tendenz zur Rezidivblutung und des verzögert einsetzenden Vasospasmus schwer abzuschätzen und bei unbehandelten Patienten als außerordentlich ungünstig anzusehen. Die Ursache des Gefäßspasmus, der zu lokalen und generalisierten Durchblutungsstörungen führen kann (Kohlmeyer 1979; Meyer 1979) ist außerordentlich vielfältig: in jedem Fall aber Folge der Freisetzung vasospastischer Substanzen aus dem z.T. koagulierten Blut in den Liquor cerebrospinalis. Neben der operativen und der antifibrinolytischen Therapie zur Prophylaxe einer Rezidivblutung ist die Verhinderung des Vasospasmus entscheidend für die klinische Erholung nach Subarachnoidalblutung.

2.2 Pathogenese und Klinik der Subarachnoidalblutung

Spontane, nichttraumatische Subarachnoidalblutungen sind zumeist Folge eines rupturierten Aneurysmas der Hirnbasisarterien. Wesentlich seltener sind Blutungen aus Angiomen. Ausnahmsweise beobachtet man Subarachnoidalblutungen bei der Periarteriitis nodosa sowie bei nekrotisierenden Angiitiden, wie etwa dem Lupus erythematodes oder der Wegner-Granulomatose. Ob Blutungen bei Moyamoya primär in den Subarachnoidalraum erfolgen, ist umstritten. Offensichtlich handelt es sich vor allem um intrazerebrale und intraventrikuläre Blutungen (Aoki u. Mizutani 1984). Häufiger als die genannten, nichtaneurysmatisch bedingten sind allerdings die sekundären Subarachnoidalblutungen bei Allgemeinerkrankungen, wie z. B. bei Koagulopathien, Thrombozytopathien, bei der Urämie sowie die iatrogen ausgelösten Blutungen bei oraler Antikoagulanzientherapie (Scheid 1980).

Die Aneurysmen der Hirnbasis sind bevorzugt im vorderen Teil des Circulus Willisii einschließlich der distalen Anteile der intrakraniellen A. carotis interna lokalisiert, mit absteigender Häufigkeit im Bereich der A. communis anterior, der A. carotis interna, der A. cerebri media und der A. cerebri anterior. Nur selten findet man Aneurysmen im posterioren Teil des Circulus Willisii (Tabelle 2.1). Mehrfachaneurysmen sind mit 4,6% äußerst selten (Locksley 1966a, b). Aneurysmen entstehen auf dem Boden einer bereits angelegten Fehlentwicklung mit defekter Media, meist an den Gabelungen des Circulus Willisii, wo sich phylogenetisch gesehen die getrennt heranreifenden Gefäßsysteme vereinigen. Durch hohe Scherkräfte sind diese Gabelungen besonders großen Belastungen ausgesetzt. So kann im Laufe der Jahre, begünstigt z. B. durch eine arterielle Hypertonie, infolge degenerativer Veränderungen und der Zerstörung der elastischen Muskelfasern die Gefäßwand an diesen Prädilektionsstellen nachgeben und ein Aneurysma entstehen. Solche Aneurysmen, die bis Kirschkerngröße, in Extremfällen sogar etliche Zentimeter Durchmesser aufweisen können, sind naturgemäß rupturgefährdet, insbesondere bei kurzen, krisenhaften Blutdruckanstiegen. Im allgemeinen gilt: je größer das Aneurysma, desto größer die Rupturgefahr. Nichtrupturierte Aneurysmen hatten im Mittel einen Durchmesser von 2–10 mm, rupturierte Aneurysmen einen solchen von 6–50 mm (Jellinger 1979). Die akuten Symptome einer Subarachnoidalblutung treten aus den genannten Gründen häufig auf bei Situationen, die mit akutem Blutdruckanstieg einhergehen, z. B. bei der Defäkation, bei körperlicher Belastung, auch bei Kohabitation.

Aneurysmen können aber auch ohne oder nur bei äußerst geringer Belastung rupturieren. Klinische Symptome werden selten bereits vor der Ruptur aufgrund der Raumforderung des Aneurysmas beobachtet: leichte bis stärkere intermittierende Kopfschmerzen, leichtere neurologische Symptome infolge kurzdauernder Lähmung von Hirnnerven, wie z. B. des N. oculomotorius, der sog. Migraine ophthalmoplégique. Die akuten Symptome der Blutungen sind von unterschiedlicher Ausprägung: mäßiggradige bis extreme Kopfschmerzen mit oder ohne Übelkeit und Brechreiz, Bewußtseinstrübung (in ca. 25%) bis hin zur Bewußtlosigkeit. Immer ist ein blutiger Liquor nachweisbar. Das Ausmaß der Blutung ist durch Computertomographie recht gut zu beurteilen. Zur Abschätzung des klinischen Schweregrads, der auch prognostisch von großer Bedeutung ist, hat sich die Klassifikation nach Hunt u. Hess (1968) durchgesetzt (Tabelle 2.2).

Bei Patienten mit leichter Symptomatik (Hunt Grad I–II) ist die Prognose i. allg. als günstig anzusehen. Handelt es sich bei diesen um eine erste Blutung, ist allerdings gehäuft mit einer Rezidivblutung zu rechnen (Abb. 2.1). Bei Patienten mit schwerer Symptomatik (Hunt Grad IV–V) sind

Tabelle 2.1. Lokalisation intrakranieller Aneurysmen. (Aus Jellinger 1979)

Autor	Jahr	Nr.	A. com. ant.	A. cer. ant.	A. car. int.	A. com. post.	A. cer. med.	A. bas.	A. vert.	A. cer. post.	A. cere-bell.
Esser	1928	332	38	26	60	19	91	83	15	–	–
Hiller	1936	725	54	66	112	35	211	186	29	17	15
McDonald u. Korb	1939	1023	127	122	165	37	323	143	59	30	17
Ectors	1940	380	38	31	99	12	106	66	12	8	8
Jellinger et al.	1959	917	200	101	314	51	177	43	15	12	4
Stehbens	1963	327	76	11	80	3	124	27	3	1	4
Crompton	1964	159	52	7	10	38	41	3	2	2	4
Locksley	1966	2349	711	137	310	576	488	67	20	21	19
Locksley	1966	279	21	7	98	102	35	9	4	2	1
Freytag	1966	250	59	22	62	4	68	24	8	–	3
Sachs et al.	1968	126	46	3	42	–	30	5	–	–	–
Sugai u. Shoji	1968	148	44	6	22	–	45	15	13	3	–
Housepian u. Pool	1968	134	26	5	55	6	23	7	5	5	2
Romy et al.	1973	143	47	12	17	15	36	5	5	5	1
Krayenbühl	1973	1034	407	78	158	163	163	48	5	3	9
Jellinger	1977	165	61	24	13	14	14	10	4	2	1
Gesamtzahl		8481	2007	658	1615	1075	1996	641	199	111	87
= %			23,7	7,7	19,1	12,7	23,5	8,5	2,4	1,3	1,1
				31,4		31,8	23,5		13,3		

Tabelle 2.2. Neurologische Klassifikation nach Hunt u. Hess (1968)

Grad	I	Asymptomatisch; leichte Kopfschmerzen; leichte Nackensteifigkeit
Grad	II	Bewußtseinsklar; Kopfschmerzen; Nackensteifigkeit; keine neurologischen Ausfälle
Grad	III	Schläfrigkeit; geringe neurologische Ausfälle
Grad	IV	Stupor; mäßig-schwere neurologische Ausfälle
Grad	V	Tiefes Koma; Hirnstammreflexe

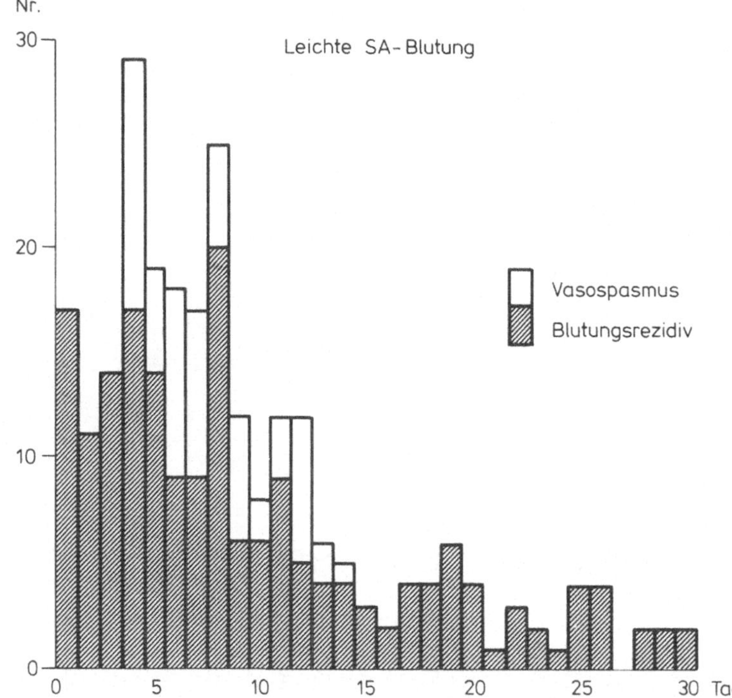

Abb. 2.1. Häufigkeit von Rezidivblutungen und von durch Vasospasmus bedingter neurologischer Infarktsymptomatik nach leichter Subarachnoidalblutung (Schweregrad I–II nach Hunt u. Hess). Durch Vasospasmus bedingte Infarktsyndrome treten in insgesamt 24,1% auf. (Aus Kodama et al. 1980)

jedoch eher Komplikationen auf dem Boden eines Gefäßspasmus zu erwarten (Abb. 2.2) (Kodama et al. 1980). Infarktähnliche Symptome aufgrund eines späten Vasospasmus treten nach Erstblutung in der Regel erst vom 4. Tag an auf (Abb. 2.3), bei Rezidivblutungen allerdings schon wesentlich früher (Abb. 2.4) (Kodama et al. 1980). Die Prognose einer Erstblutung ist i. allg. wesentlich besser als die einer Rezidivblutung: Die Mortalitätsrate bei

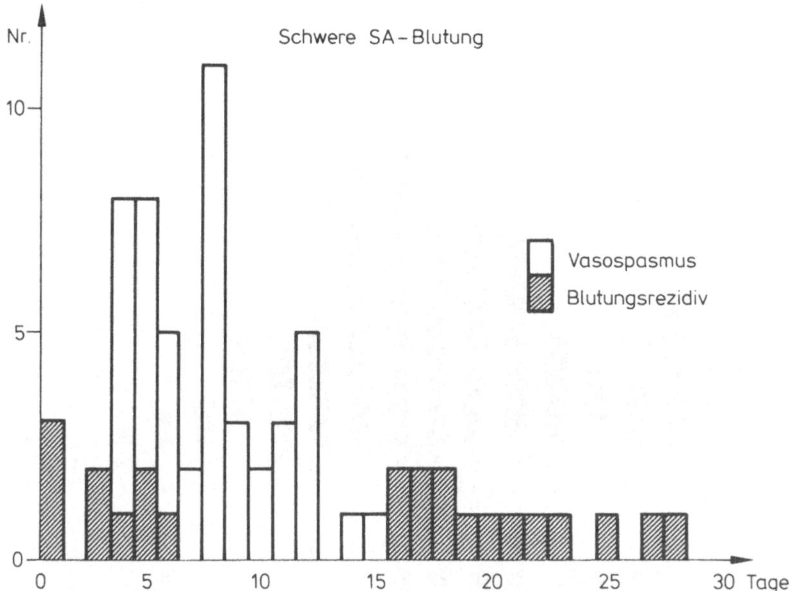

Abb. 2.2. Häufigkeit von Rezidivblutungen und von durch Vasospasmus bedingten neurologischen Infarktsymptomen nach schwerer Subarachnoidalblutung (Schweregrad IV–V nach Hunt u. Hess). Durch Vasospasmus bedingte Infarktsyndrome treten in insgesamt 66,2% der Fälle auf. (Aus Kodama et al. 1980)

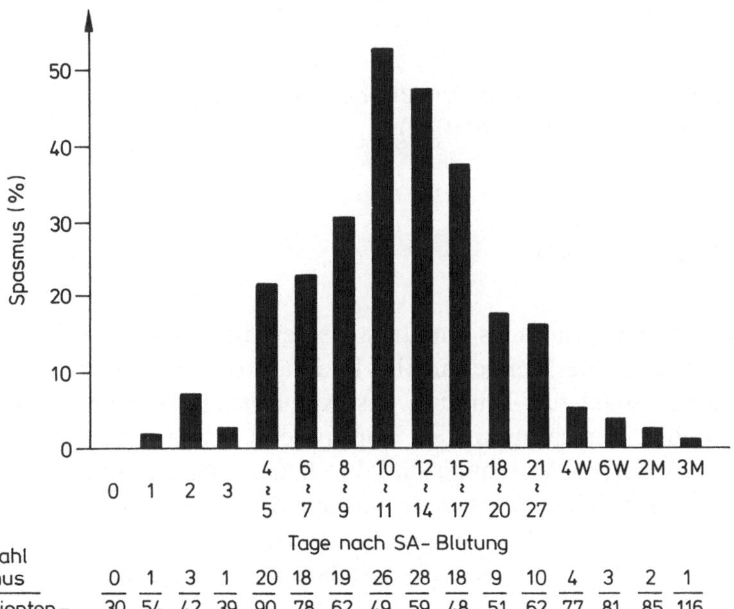

Patientenzahl mit Spasmus	0	1	3	1	20	18	19	26	28	18	9	10	4	3	2	1
Gesamtpatientenzahl	30	54	42	39	90	78	62	49	59	48	51	62	77	81	85	116

Abb. 2.3. Häufigkeit angiographisch nachgewiesener Hirngefäßspasmen in Relation zum Zeitpunkt der Untersuchung nach akuter einmaliger Subarachnoidalblutung. Die Ergebnisse basieren auf 1023 Angiographien von 530 Patienten. (Aus Kodama et al. 1980)

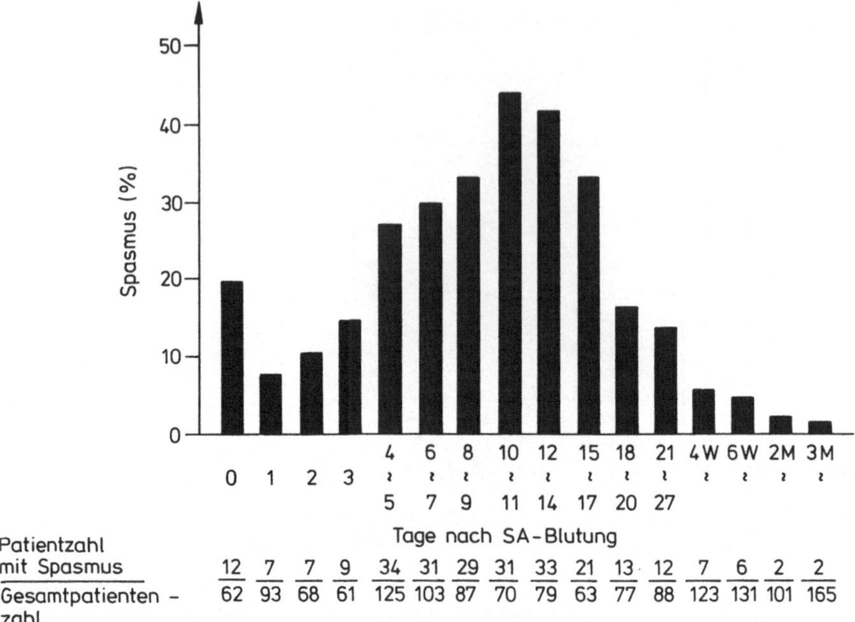

Patientzahl
mit Spasmus

	12	7	7	9	34	31	29	31	33	21	13	12	7	6	2	2
Gesamtpatienten-zahl	62	93	68	61	125	103	87	70	79	63	77	88	123	131	101	165

Abb. 2.4. Häufigkeit angiographisch nachgewiesener Hirngefäßspasmen nach Subarachnoidalblutung. Die Ergebnisse basieren auf insgesamt 1496 Angiographien von 790 Patienten, von denen 530 nur eine Blutung, 260 hingegen zwei oder mehrere Blutungen erlitten. (Aus Kodama et al. 1980)

Erstblutung beträgt ca. 12% gegenüber einer Zunahme von ca. 40% bei einer Rezidivblutung (Scheid 1980).

2.3 Pathophysiologie

Durch die Gefäßruptur eines Aneurysmas der Hirnbasisarterien gelangt eine unterschiedlich große Menge an Blut in den Subarachnoidalraum. Die Blutung sistiert, sobald das Blut um das Aneurysma koaguliert und sich ein thrombotischer Verschluß an der Rupturstelle gebildet hat. Die einzelnen pathophysiologischen Vorgänge sind durch zahlreiche In-vitro- und In-vivo-Experimente sorgfältig untersucht worden. Bei den In-vivo-Experimenten wurde meist autologes Blut in den Subarachnoidalraum (Cisterna basalis) injiziert und die Wirkung des extravaskulären Blutes auf den Gefäßtonus der Hirnarterien untersucht.

Die In-vitro-Untersuchungen wurden meist mit operativ gewonnenen Hirnarterienstreifen von verschiedenen Tierspezies, aber auch vom Menschen durchgeführt. Die präparierten Gefäßstreifen wurden in Lösungen gebadet, denen verschiedene Substanzen, wie auch Liquor cerebrospinalis von Patienten mit SA-Blutungen, zugesetzt wurden. Die Änderungen der Kontraktilität des Gefäßstreifens ließen sich mechanisch mit einem Druckwandler messen.

Durch diese tierexperimentellen, wie auch zahlreichen klinischen Untersuchungen, konnten zunächst zwei wichtige Beobachtungen gemacht werden. Subarachnoidalblutungen führen in der Regel zu einer mehr oder weniger ausgeprägten lokalen, gelegentlich auch generalisierten Vasokonstriktion der Hirnbasisarterien. Diese beschränkt sich zunächst auf die dem rupturierten Aneurysma zugehörige Arterie, später dehnt sie sich auf weitere distal gelegene Arterien aus. Zwei Perioden der Vasokonstriktion ließen sich identifizieren: ein früher Vasospasmus, unmittelbar im Zusammenhang mit der Blutung, der sich nach einigen Stunden wieder löst, sowie ein zweiter, verzögerter und wesentlich länger, Tage bis Wochen anhaltender Vasospasmus, der frühestens 4 h nach der Blutung einsetzt und sein Maximum in der Regel am 3.–4. Tag erreicht. Für den frühen Vasospasmus sind am ehesten mechanische Faktoren und die während des Blutgerinnungsvorgangs normalerweise entstehenden vasokonstringierenden und damit die Gefäßläsion verkleinernden und zur Blutstillung führenden Substanzen verantwortlich. Schwieriger liegen die Verhältnisse bei spätem Vasospasmus. Hier muß angenommen werden, daß im Blutkoagulum und im nichtgeronnenen Blut im Liquor cerebrospinalis Substanzen frei werden, die einen solchen verzögerten Vasospasmus unterhalten.

2.3.1 Initialphase bei akuter Subarachnoidalblutung

In der frühen Phase einer akuten Subarachnoidalblutung lassen sich, wie bereits erwähnt, die typischen Reparationsmechanismen nachweisen, die zum Sistieren einer Blutung notwendig sind, nämlich Aktivierung der Blutgerinnung und der Plättchenaggregation. Durch die Plättchenaggregation werden bekanntlich Thromboxan A_2, Serotonin und ADP freigesetzt, die ihrerseits die Aggregation weiterer Blutplättchen fördern, andererseits aber auch eine Vasokonstriktion verursachen. Besonders Thromboxan A_2 und Serotonin besitzen eine sehr starke vasokonstringierende Wirkung. Durch vermehrtes Freisetzen von Prostaglandinen, Serotonin und ADP kommt es mitunter aber nicht nur zu einer physiologischen lokalen Vasokonstriktion an der Läsion. Diese Substanzen gelangen vielmehr auch in den Liquor cerebrospinalis und können mehr oder weniger große Anteile der Hirnbasisarterien, die von blutigem Liquor umspült werden, zur Vasokonstriktion bringen. Die von den aggregierten Blutplättchen freiwerdenden vasokonstriktorisch wirkenden Substanzen sind wahrscheinlich nur für den regelmäßig auftretenden frühen Gefäßspasmus, der normalerweise keine nachhaltigen neurologischen Ausfälle nach sich zieht und der nur wenige Stunden anhält, verantwortlich (Fraser 1980).

Besonders das kurzlebige Thromboxan A_2 mit einer Halbwertszeit von ca. 30 s, kann nur so lange wirksam sein, wie es über eine Aktivierung der Phospholipase A_2, welche die Arachidonsäure freisetzt, synthetisiert wird (s. Schrör 1984). Serotonin wird 2 Tage nach der Subarachnoidalblutung nur noch in sehr geringen Mengen im Liquor cerebrospinalis gemessen, so daß eine längere Wirkung unwahrscheinlich ist.

2.3.2 Ursachen des verzögerten Vasospasmus nach Subarachnoidalblutung

2.3.2.1 Erythrozyten

Intakte Erythrozyten scheinen den Gefäßspasmus der Hirnarterie nicht zu beeinflussen (Osaka 1977). So kontrahierten sich in vitro die Basilarisarterien von Katzen nicht, wenn sie mit einer frischen Erythrozytensuspension inkubiert wurden. Inkubation mit frischem heparinisiertem Blut andererseits

Frische Fraktionen

	-60 -50 -40 -30 -20 -10 0 +10 +20% Abweichung	
Heparinisiertes Vollblut		- 22%
Plättchenarmes Plasma		- 2%
Plättchenreiches Plasma		- 18%
Serum		- 20%
Intakte Erythrozyten		- 2%
Lysierte Erythrozyten		- 23%

Inkubierte Fraktionen

	-60 -50 -40 -30 -20 -10 0 +10 +20% Abweichung	
Plättchenarmes Plasma		+ 6%
Plättchenreiches Plasma		+ 10%
Serum		- 1%
Intakte Erythrozyten		- 29%
Lysierte Erythrozyten		- 30%

Abb. 2.5. Vasokonstriktorische Wirkung frischer und inkubierter Blutfraktionen auf die Basilarisarterien von Hunden nach topischer Applikation (− = Vasokonstriktion; + = Vasodilatation). (Aus Osaka 1977)

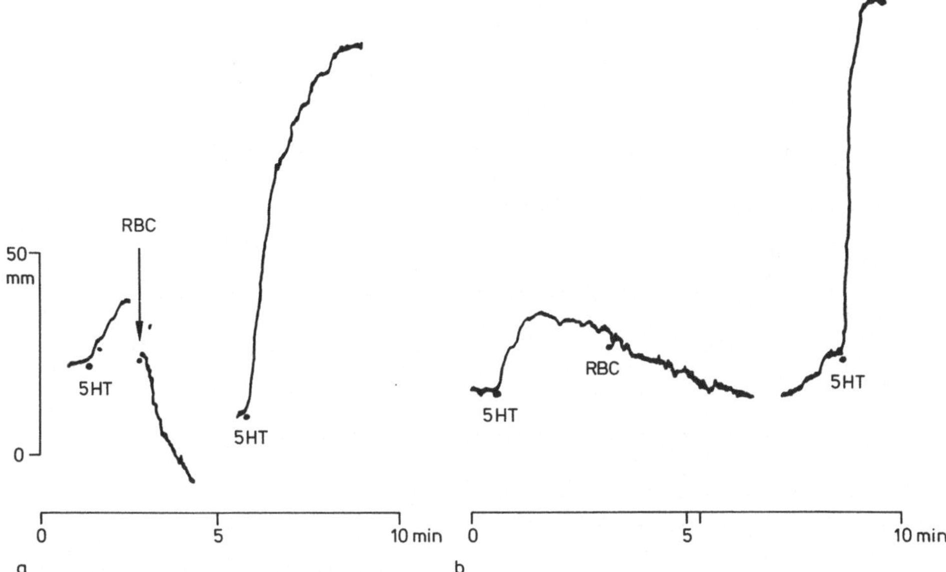

Abb. 2.6a, b. Verstärkte Vasokonstriktion der menschlichen A. basilaris auf 5-Hydroxytrypta-min (5-HT) nach Kontakt mit **a** durch Ultraschall zerstörte Erythrozyten und **b** intakten Ery-throzyten. Die Gabe von 5-HT ist durch Punkte gekennzeichnet; bei RBC wurden die beschallten Erythrozyten verabreicht. Zwischen den Applikationen von 5-HT wurde der Arte-rienstreifen 3mal gewaschen. (Aus Starling et al. 1975)

führte zu einer starken Vasokonstriktion (Abb. 2.5). Besonders auffällig ist, daß Erythrozyten offensichtlich die Vasoaktivität der Hirnbasisarterien für andere vasokonstringierende Substanzen erhöhen. So kommt es nach In-kubation menschlicher Hirnbasisarterien mit einer Suspension intakter Erythrozyten zu einer erheblichen Verstärkung der vasokonstriktorischen Wirkung von Serotonin (Starling et al. 1975) (Abb. 2.6). Eine Verstärkung der vasokonstriktorischen Wirkung durch Erythrozyten läßt sich auch für Noradrenalin und einzelne vasokonstriktorische Prostaglandine nachweisen (Boullin 1980). Zerstörung der Erythrozyten, z. B. durch Lyse, setzt Sub-stanzen frei, die selbst vasokonstriktorisch wirken (Osaka 1977). Besonders Oxyhämoglobin verursacht selbst eine starke Vasokonstriktion, wobei die oxyhämoglobininduzierte Vasokonstriktion typischerweise sehr lange anhält und deshalb als hauptverantwortlich für den langanhaltenden, verzögerten Vasospasmus bei Subarachnoidalblutung angesehen wird (Suzuki 1979a). Methämoglobin, das im weiteren Verlauf des Abbaus von Hämoglobin ent-stehende Produkt, hat keine oder nur eine sehr geringe vasokonstriktorische Potenz auf die Hirnbasisarterien (Abb. 2.7). Auch für das selbst vasokon-striktorisch wirkende Oxyhämoglobin konnte eine potenzierende Wirkung für z. B. Serotonin nachgewiesen werden (Starling et al. 1975). Die vasokon-striktorische Wirkung von Oxyhämoglobin und dem Hämolysat weist eine

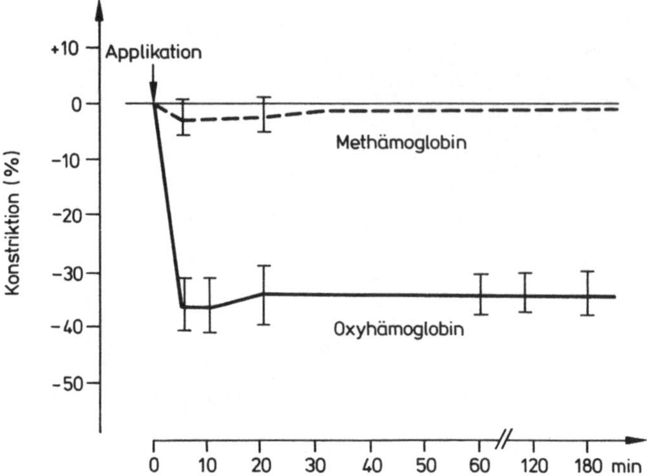

Abb. 2.7. Vasokonstriktorische Wirkung von reinem Oxyhämoglobin und Methämoglobin auf die Basilararterien von Katzen. (Aus Suzuki 1979)

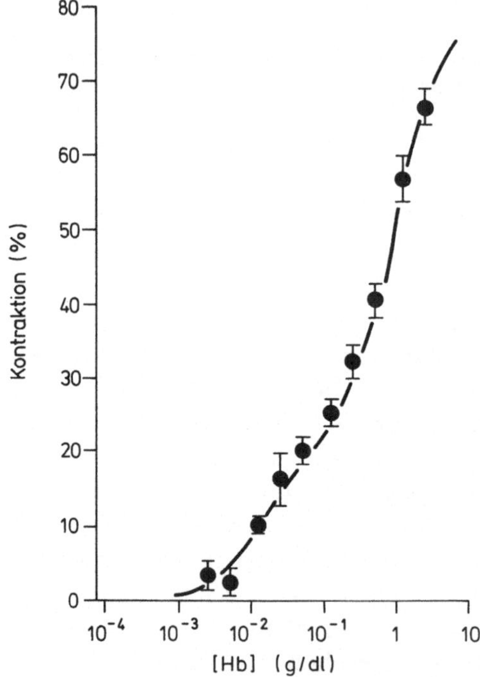

Abb. 2.8. Dosis-Wirkungsbeziehung unterschiedlicher Konzentrationen eines Hämolysats von Humanerythrozyten, die zur Vasokonstriktion von Basilarisarterien an Katzen in destilliertem Wasser aufgelöst waren. (Aus Handa et al. 1980)

eindeutige Dosiswirkungsbeziehung auf (Handa et al. 1980) (Abb. 2.8). Diese Ergebnisse lassen sich mit der klinischen Beobachtung in Einklang bringen, daß der verzögerte Vasospasmus um so ausgeprägter ist, je größer die Menge Blut im Subarachnoidalraum ist (Allen et al. 1983; Symon et al. 1980). Schließlich muß die Möglichkeit diskutiert werden, daß freie Radi-

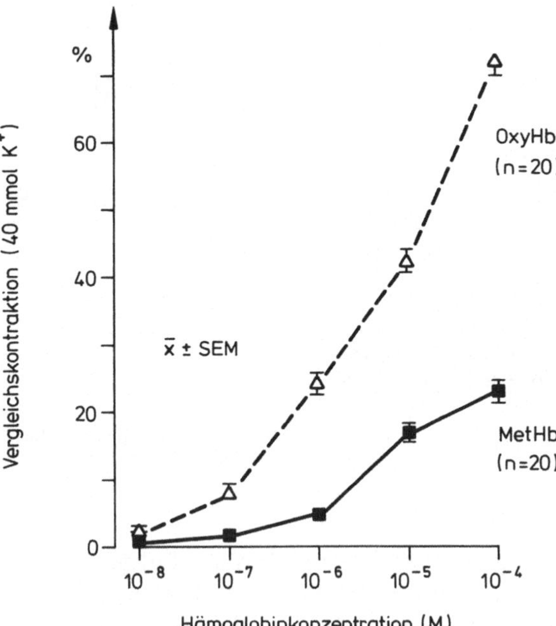

Abb. 2.9. Dosisabhängige vasokonstriktorische Kapazität von Oxyhämoglobin und Methämoglobin, gemessen an Basilarisarterien von Hunden. Die vasokonstriktorische Kapazität korreliert direkt mit der Reaktion freier Radikale durch die Bindung von Methämoglobin aus Oxyhämoglobin. (Aus Asano et al. 1980)

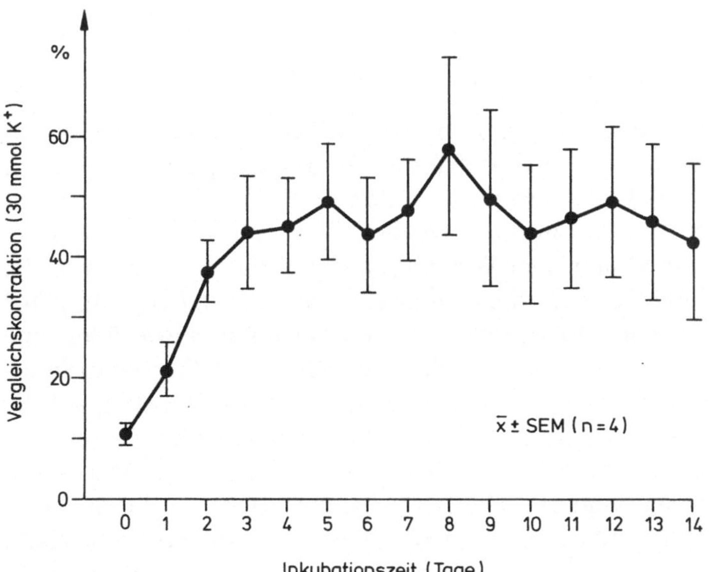

Abb. 2.10. Vasokontraktile Kapazität (VK) von Hundeerythrozyten, die bis zu 14 Tagen in Krebs-Bikarbonat-Lösung bei +37°C inkubiert waren. Die VK korrelierte direkt mit der Reaktion freier Radikale in der Erythrozytensuspension. (Aus Asano et al. 1980)

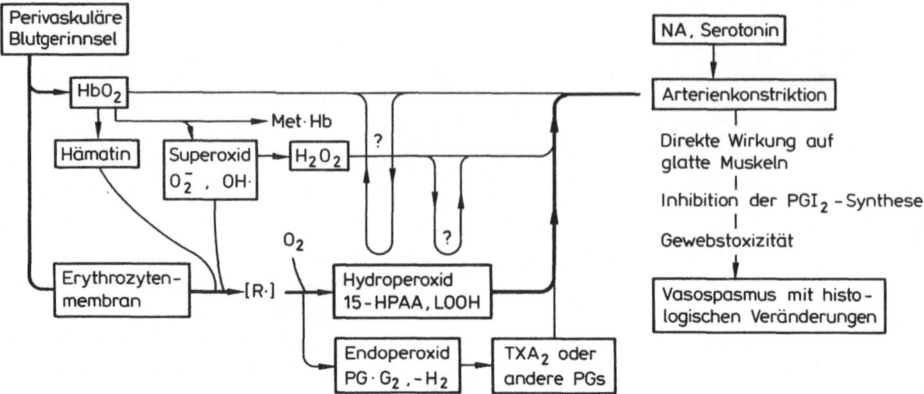

Abb. 2.11. Möglicher Mechanismus für die Entstehung des chronischen Vasospasmus nach SA-Blutung. (Aus Asano et al. 1980)

kale, die z. B. bei der Umwandlung von Oxyhämoglobin in Methämoglobin entstehen, einerseits selbst vasokonstriktorische Potenzen haben, andererseits aber die Synthese vasokonstriktorsich wirkender Prostaglandine aktivieren und dadurch einen Vasospasmus verursachen (Asano et al. 1980) (Abb. 2.9–2.11).

2.3.2.2 Blutgerinnung und Fibrinolyse

Thrombin, das während der Blutgerinnung aus Prothrombin entsteht, besitzt in vivo und in vitro eine vasokonstriktorische Wirkung auf Hirnarterien (White et al. 1975, 1980). Im Gegensatz zu den vasokonstriktorisch wirkenden Prostaglandinen und Serotonin setzt diese Wirkung verzögert ein, ist allerdings von längerer Dauer. Der Wirkungsmechanismus von Thrombin ist nicht völlig aufgeklärt: Er kann direkt über eine Aktivierung der Blutplättchen mit Freisetzung von Thromboxan A_2 und Serotonin sowie über eine Aktivierung der Synthese vasoaktiver Prostaglandine von Fibroblasten erklärt werden. Andererseits scheint aber auch eine direkte Wirkung auf die glatte Gefäßmuskulatur stattzufinden. Da im Plasma in der Regel ausreichend hohe Konzentrationen von thrombininaktivierenden Proteinen, wie AT III, α_2-Makroglobulin und Haptoglobine vorliegen, scheint die klinische Wirkung wohl eher auf dem frühen Spasmus mit Freisetzung von TXA_2 aus den Plättchen beschränkt zu sein. Andererseits soll während der Fibrinolyse Thrombin freigesetzt werden, so daß hier ebenfalls im Hinblick auf ein multifaktorielles Gesamtkonzept dem Thrombin eine Rolle zukommen könnte. Die während der Fibrinolyse entstehenden Spaltprodukte haben zwar selber keine spasmogene Wirkung, verstärken aber z. B. ebenfalls den Effekt von Serotonin (Forster et al. 1980).

Eine Aktivierung der Fibrinolyse, wie sie im Verlauf der SA-Blutung beobachtet wird, dürfte zunächst mit Zunahme der Fibrinspaltprodukte auch zu einer zunehmenden Vasoreaktivität führen. Noch wichtiger aber ist, daß mit Auflösung des Thrombus im Subarachnoidalraum die Konzentration der anderen potentiell vasogen wirkenden Substanzen im Liquor cerebrospinalis zunimmt. Damit ist neben einer Zunahme des bereits bestehenden lokalen Vasospasmus eine weitere Ausdehnung der Vasokonstriktion in Regionen möglich, in denen der Liquor mit Hirngefäßen in Berührung kommt, also z.B. fernab vom Ort der Blutung. Schließlich nimmt die Gefahr der Rezidivblutung zu, wenn der das Aneurysma umschließende okkludierende Thrombus durch Fibrinolyse aufgelöst wird.

2.3.2.3 Gefäßwand

Eine Subarachnoidalblutung verursacht auch auffallende Änderungen der adrenergen Innervation der Hirnbasisarterien. So konnte nach Injektion von 1–2 ml autologen Blutes in die Cisterna basalis beim Kaninchen fluoreszenzmikroskopisch gezeigt werden, daß sowohl die Zahl der adrenergen Nervenfasern (Abb. 2.12) als auch die Konzentration adrenerger Substanzen im Bereich perivaskulärer Nerven der A.cerebri media, anterior und distal der A.carotis interna bis zum 3.Tag nach der Injektion abnahm, um innerhalb von etwa 4 Wochen wieder den Ausgangswert zu erreichen (Owman et al. 1980) (Abb. 2.13). Auch die Aufnahme von Noradrenalin in die Pialarterien war signifikant erniedrigt (Abb. 2.14). Diese Veränderungen, die in gleicher

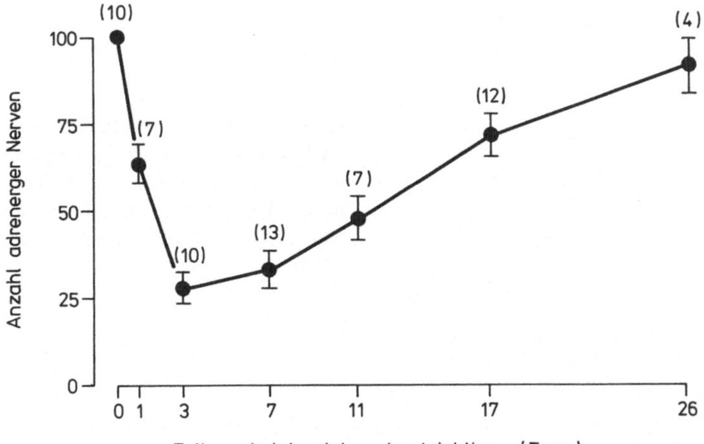

Abb. 2.12. Relative Anzahl adrenerger Nerven der A.carotis interna, A.cerebri media und A.cerebri anterior von Kaninchen, gemessen an unterschiedlichen Tagen nach intrazisternaler Blutinjektion. Die Zahlen in Klammern entsprechen der Anzahl der untersuchten Tiere. Tag 0 entspricht dem Kontrollwert, der bei unbehandelten Tieren gemessen wurde (= 100%). (Aus Owman et al. 1980)

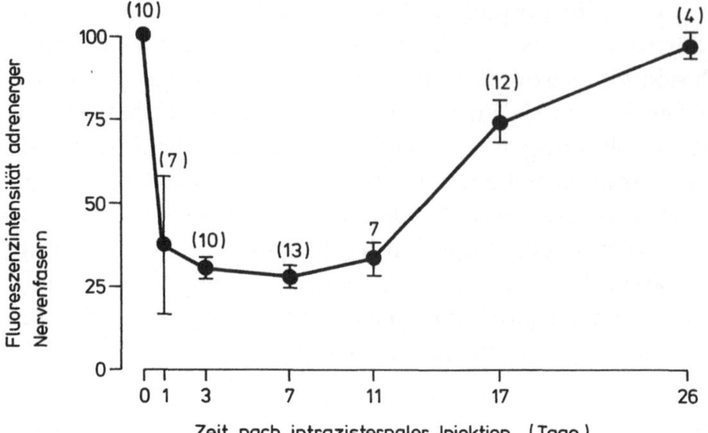

Abb. 2.13. Relative Intensität von der Fluoreszenz adrenerger Nervenfasern der C. interna, A. cerebri media und A. cerebri anterior von Kaninchen, gemessen an unterschiedlichen Tagen nach intrazisternaler Blutinjektion. (Aus Owman et al. 1980)

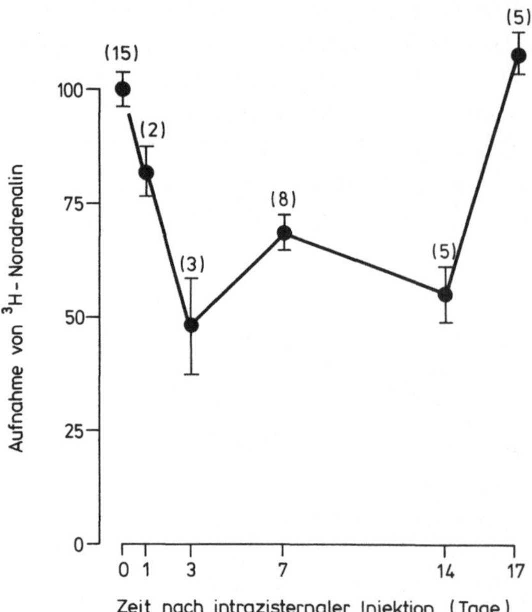

Abb. 2.14. Relative Aufnahme von ^{3}H-Noradrenalin in den pialen Arterien, gemessen an unterschiedlichen Tagen nach intrazisternaler Blutinjektion. (Aus Owman et al. 1980)

Weise bei Denervierungsversuchen nachweisbar sind, führen zu einer Supersensitivität der Gefäße auf adrenerge Reize, da mit der verminderten Aufnahme von Noradrenalin die Konzentration in den Synapsen erhöht und die Stimulation der postsynaptischen α-Rezeptoren dadurch verstärkt ist. Diese auch bei Denervierungsversuchen bekannte Überempfindlichkeit auf Katecholamine konnte auch tierexperimentell bei Subarachnoidalblutungen nachgewiesen werden (Svendgaard et al. 1977). Erhöhung des Gefäßtonus über eine solche Überempfindlichkeit kann demnach bereits durch die zirkulierenden Katecholamine unterhalten werden. Auch wurde postuliert, daß bei der Subarachnoidalblutung die Synthese des vasodilatierenden und plättchenaggregationshemmenden Prostazyklins in der Gefäßwand von Hirnbasisarterien vermindert ist (Boullin 1980). Schließlich ließ sich nachweisen, daß ein langandauernder Spasmus histologische Veränderungen der Gefäßwand mit entzündlicher Zellinfiltration bis hin zu Muskelzellnekrosen und Endothelschädigungen verursacht. Dadurch entsteht ein Circulus vitiosus, der eine völlige Wiederherstellung der Durchblutung nicht mehr zuläßt (Conway u. McDonald 1972).

Die beschriebenen pathophysiologischen Vorgänge, die nach einer Subarachnoidalblutung auftreten, lassen sich wie folgt zusammenfassen:

1. Ruptur des Aneurysmasacks und Einblutung in den Subarachnoidalraum.
2. Sistieren der Blutung durch Bildung eines okkludierenden, thrombotischen Verschlusses.
3. Freisetzung von spasmogenen Substanzen aus dem in den Subarachnoidalraum ausgetretenen Blut, vor allem aus den Blutplättchen: vasokonstringierende Prostaglandine (TXA_2), Serotonin, ADP und Entwicklung eines frühen Gefäßspasmus.
4. Fibrinolytischer und autokatalytischer Zerfall des Thrombus mit Freiwerden von Erythrozytenfragmenten und intraerythrozytären Substanzen, die besonders spasmogen wirken, wie z. B. Oxyhämoglobin, Fibrinspaltprodukte und Prostaglandine.
5. Entwicklung eines protrahierten, über Tage bis Wochen anhaltenden Vasospasmus.
6. Lyse des Thrombus mit Gefahr der Rezidivblutung.

2.4 Therapie der Subarachnoidalblutung

Die wesentlichen Aufgaben der Therapie einer akuten Subarachnoidalblutung sind: Verhinderung einer Rezidivblutung und Vermeidung eines sekundären, prolongierten Vasospasmus. Verhinderung einer Rezidivblutung läßt sich nur operativ erreichen. Immerhin muß bei konservativ behandelten Patienten in ca. 40% mit einer Rezidivblutung gerechnet werden, die − wie bereits berichtet − mit einer Mortalität von weiteren 40% einhergeht.

Es hat sich herausgestellt, daß bei einer Operation innerhalb der ersten 2 Wochen die Mortalität wesentlich höher liegt als bei einer Operation nicht früher als 2 Wochen nach der Blutung. Andererseits sind Rezidivblutungen in den ersten 2 Wochen aus den bereits erwähnten Gründen besonders häufig. Eine späte Operation wird deshalb die Prognose des einzelnen Patienten möglicherweise verschlechtern. Bei genauer Analyse der postoperativen Mortalität in Relation zum Zeitpunkt der Operation läßt sich jedoch feststellen, daß die Mortalität bei Operation innerhalb der ersten 48h verhältnismäßig niedrig liegt (7,7% am 1. Tag, 11,5% am 2. Tag), während vom 3. bis 6. Tag an die Mortalität deutlich ansteigt (3. Tag 30,8%, 4. Tag 21,4%, 5. Tag 15,4%, 6. Tag 18,8%) (Suzuki 1979b). Diese Ergebnisse wurden im wesentlichen auch von anderen Arbeitsgruppen bestätigt (Sano u. Saito 1980) (Tabelle 2.3). Das Risiko einer Aneurysmaoperation ist also vom 3.–8. Tag am höchsten, relativ niedrig unmittelbar nach der ersten Blutung und nach der 2. Woche. Die Ursache hierfür dürfte der am 3. Tag maximale prolongierte Vasospasmus sein, der sich auch nicht durch Entfernung der Blutkoagula aus dem Subarachnoidalraum beseitigen läßt. Die von der Gruppe um Edvinsson (Svendgaard et al. 1977) mitgeteilte Beobachtung einer Supersensitivität der Hirnarterien auf Katecholamine mit ihrem Maximum vom 3.–8. Tag weist darauf hin, daß durch die Blutung die Vasomotilität zugunsten einer verstärkten Vasokonstriktion gestört ist und durch Beseitigung der Noxe nicht sofort normalisiert werden kann. Da eine frühe Operation innerhalb der ersten 24h oft nicht möglich ist, hat man in den letzten Jahren versucht, Therapiekonzepte zu entwickeln, die in den kritischen ersten 2 Wochen sowohl eine Rezidivblutung als auch einen Vasospasmus verhindern sollen, um dann nach ca. 2 Wochen den Patienten operativ versorgen zu können. Zur Verhinderung einer Rezidivblutung wurde besonders die antifibrinolytische Therapie mit Epsilonaminocapronsäure (EACA 8–12 g/Tag) und mit Tranexamsäure (4–12 g/Tag) eingesetzt. Dabei ließ sich eine signifikante Senkung der Inzidenz von Rezidivblutungen nachweisen (Adams et al. 1981; Fodstad et al. 1981; Ramirez-Lassepas 1981). Allerdings konnte die Mortalität unter dieser Therapie nicht signifikant gesenkt werden. Als Ursache werden die komplizierenden Nebenwirkungen der antifibrinolytischen Therapie, die durch eine Hyperkoagulopathie entstehen, angeschuldigt: insbesondere die Entwicklung eines Hydrozephalus sowie schwere, lebensbedrohliche Thromboembolien. Diese Komplikationen sollten sich allerdings durch ein exaktes Drugmonitoring beherrschen lassen (Burchiel u. Schmer 1981; Hossmann et al. 1983). Zahlreiche Therapiekonzepte zur Verhinderung eines Vasospasmus sind vorgeschlagen worden: β-adrenerge Stimulation mit Isoproterenol, intravenös und intrakarotidal verabreicht; Nylidin intravenös; Therapie mit α-Blockern, hier vorrangig Phenoxybenzamin intrakarotidal und intravenös; Phentolamin oral, intrathekal, intrakarotidal und intravenös; Reserpin subkutan, z. B. in Kombination mit Kanamycin oral; vagolytische Therapie mit Atropin intraoperativ, Gabe von Phosphodiesterase-Inhibitoren, wie z. B. Theophyllin intravenös, Bradykinin intrakarotidal; Dimethylsulfoxyd (DMSO) intravenös;

Tabelle 2.3. Rupturierte Aneurysmen Grad I–IV – Operationszeitpunkt und Ergebnisse. (Aus Sano u. Saito 1980)

Alter	Operations-zeitpunkt	Fälle	Operations-mortalität	Arbeitsfähig	Selbständig	Bettlägerig
<59	1.–3. Tag	31	0	27 (87,1%)	3 (9,7%)	1 (3,2%)
	4.–8. Tag	36	4 (11,1%)	26 (72,2%)	4 (11,1%)	2 (5,6%)
	2 Wo. nach SAB	54	2 (3,7%)	48 (88,9%)	3 (5,6%)	1 (1,9%)
	Später als 2 Wo.	259	5 (1,9%)	226 (87,3%)	12 (4,6%)	16 (6,2%)
>60	1.–3. Tag	10	0	6 (60,0%)	3 (30,0%)	1 (10,0%)
	4.–8. Tag	9	1 (11,1%)	8 (88,9%)	0	0
	2 Wo. nach SAB	11	1 (9,1%)	8 (72,7%)	1 (9,1%)	1 (9,1%)
	Später als 2 Wo.	53	4 (7,5%)	39 (73,6%)	6 (11,3%)	4 (7,5%)
Gesamtzahl		463	17 (3,7%)	388 (83,8%)	32 (6,9%)	26 (5,6%)

von Haptoglobin intrathekal zur Inaktivierung der lysierten Erythrozyten; von Magnesiumsulfat intrathekal und intravenös; von Naftidrofuryl oral, intramuskulär, intravenös, intrakarotidal; von Papaverin intrakarotidal, intravenös, intrathekal; kontinuierliche Infusion mit dem vasodilatierenden Prostazyklin; Gabe von Natriumnitroprussid intravenös und intrakarotidal sowie von niedermolekularen Dextranen intravenös, von Mannitol intravenös; schließlich zur Senkung des Metabolismus und Inaktivierung von Radikalen Barbiturate intravenös. Auch ist eine hyperkapnische Inhalationstherapie beschrieben worden (ausführliche Darstellung der verschiedenen Therapieformen s. Wilkins 1980).

Eine signifikante Senkung der durch die vasospastischen Komplikationen bedingten Morbidität und Mortalität ließ sich jedoch nicht erreichen.

Erste tierexperimentelle und In-vitro-Untersuchungen mit Kalziumantagonisten, zuerst mit Nifedipin, später mit dem bluthirnschrankengängigen Nimodipin (Allen u. Bahr 1979; Tanaka et al. 1982; Kamiya et al. 1983; Svendgaard et al. 1983), wiesen auf die besonderen vasorelaxierenden Eigenschaften dieser Stoffgruppe hin. Da alle vasospastischen Substanzen letztendlich über eine Erhöhung der intrazellulären Ca^{++}-Konzentration eine verstärkte Kontraktion der glatten Gefäßmuskulatur auslösen, konnte auch theoretisch davon ausgegangen werden, daß durch Inhibition des extrazellulären Einstroms von Ca^{++} der Vasospasmus verhindert werden kann.

In einer randomisierten, plazebokontrollierten multizentrischen Doppelblindstudie von Allen et al. (1983) wurde die klinische Wirkung von Nimodipin geprüft. Die Studie umfaßte 125 Patienten mit frischer Subarachnoidalblutung, die durch Liquorpunktion oder Computertomographie gesichert wurde, bei angiographisch nachgewiesenen Aneurysmen. Die Patienten waren bei Therapiebeginn, der spätestens innerhalb von 96h nach der akuten Blutung erfolgen mußte, neurologisch weitgehend unauffällig bis auf folgende Symptome: Nackensteifigkeit, Kopfschmerzen, Fieber oder Photophobie, Schläfrigkeit bei allerdings normaler Orientierung zu Ort, Zeit und Person. Patienten mit isolierten Hirnnervenlähmungen wurden ebenfalls noch in die Studie einbezogen. Während eine Gruppe von 60 Patienten Plazebo erhielt, wurde der anderen über 21 Tage Nimodipin in einer Initialdosis von 0,7 mg/kg KG, anschließend 0,35 mg/kg KG 4stündlich oral in 10 mg Kapseln gegeben. 4 Patienten mußten nachträglich ausgeschlossen werden: 3 hatten bereits neurologische Ausfälle zu Therapiebeginn, bei 1 Patienten mit SA-Blutung ließ sich angiographisch kein Aneurysma nachweisen. Die Eingangskriterien der beiden Gruppen waren durchaus vergleichbar (Tabelle 2.4). Von den 60 Plazebopatienten waren nach der 21tägigen Therapie 3 gestorben, 5 hatten schwere neurologische Ausfälle. Demgegenüber wies nur 1 von 56 Patienten unter der Nimodipintherapie schwere neurologische Symptome am Ende der Therapieperiode auf. Dieser Unterschied ist signifikant ($p = 0,03$). Unter Hinzunahme der 5 Patienten, bei

Tabelle 2.4. Eingangskriterien der Doppelblindstudie. (Aus Allen et al. 1983)

	Plazebogruppe ($n = 65$)	Nimodipingruppe ($n = 58$)
Mittleres Alter	45 J. (19–79)	47 J. (17–72)
	Patientenzahl (Prozentangabe)	
Geschlecht		
männlich	20 (32%)	21 (36%)
weiblich	43 (68%)	37 (64%)
Begleitkrankheiten		
Diabetes	2 (3%)	4 (7%)
Hochdruck	24 (38%)	19 (33%)
KHK	7 (11%)	8 (14%)
Blutdruck (bei Aufname)		
diastolisch > 100 mm Hg	8 (13%)	5 (9%)
systolisch > 160 mm Hg	8 (13%)	7 (12%)
Lokalisation des blutenden Aneurysmas:		
A. carotis interna	28 (44%)	25 (43%)
A. communis anterior	18 (29%)	16 (28%)
A. cerebri media	9 (14%)	11 (19%)
Andere	9 (14%)	8 (14%)
Bewußtlosigkeit durch SAB	16 (25%)	19 (33%)
CT-Befunde vor Therapie		
Grad 1	9 (14%)	7 (12%)
Grad 2	4 (6%)	5 (9%)
Grad 3	47 (75%)	41 (71%)
Grad 4	3 (5%)	3 (5%)

denen die Eingangskriterien verletzt wurden, war die Signifikanz mit $p = 0{,}02$ noch günstiger für die mit Nimodipin behandelten Patienten. Die computertomographischen Untersuchungen zu Beginn der Therapie zeigten, daß in der Plazebogruppe bei den Patienten mit schweren neurologischen Ausfällen signifikant mehr Blut im Subarachnoidalraum nachweisbar war als bei den Patienten mit guter Erholung ($p < 0{,}05$). In der Patientengruppe, die Nimodipin erhielt, ließ sich dieser Unterschied nicht mehr nachweisen. Es konnte sogar gezeigt werden, daß die Nimodipinpatienten mit guter Erholung signifikant größere Blutmengen im Subarachnoidalraum aufwiesen als die Plazebopatienten, die sich gut erholten ($p < 0{,}05$). Der Schweregrad des angiographisch nachweisbaren Gefäßspasmus zu Beginn der neurologischen Symptome korrelierte signifikant mit dem Schweregrad der klinischen neurologischen Symptomatik; diese Korrelation fand sich in der Plazebo- und der Nimodipingruppe in gleicher Weise. Die angiographischen Untersuchungen unterstützten die Schlußfolgerung, daß die klinische Wirksamkeit durch Verhinderung von Gefäßspasmen der Hirnarterien bedingt war. Die Häufigkeit von Rezidivblutungen ließ sich durch Nimodipin allerdings nicht beeinflussen.

2.5 Zusammenfassung

Zusammenfassend hat die Therapie mit Nimodipin und möglicherweise auch
anderen, allerdings nicht untersuchten Kalziumantagonisten, offensichtlich
einen entscheidenden Durchbruch in der Verhütung des Vasospasmus bei
Subarachnoidalblutungen gebracht. Durch die große multizentrische Doppelblindstudie von Allen kann als gesichert angenommen werden, daß
Nimodipin in einer Initialdosis von 0,7 mg/kg KG, gefolgt von 4stündlichen
Gaben von 0,35 mg/kg KG oral die vasospastischen Spätkomplikationen
signifikant senkt, vorausgesetzt, die Therapie beginnt spätestens 96h nach
der Blutung, und vorausgesetzt, die Patienten zeigen zu Beginn der Therapie
noch keine gravierenden neurologischen Symptome, die als Folge eines
schweren Vasospasmus anzusehen sind. Inwieweit Patienten, die bereits
einen solchen Vasospasmus aufweisen, von einer Therapie profitieren, ist
bisher ebensowenig geklärt wie die Frage, ob die schweren postoperativen
Vasospasmen durch Kalziumantagonisten, insbesondere Nimodipin, zu verhindern sind. Erste unkontrollierte Ergebnisse nach topischer Applikation
von Nimodipin sprechen auch bei dieser Patientengruppe für einen günstigen Therapieeffekt (Auer et al. 1982). Wie in der Studie von Allen et al.
(1983) gezeigt wurde, beeinflußt Nimodipin das Auftreten von Rezidivblutungen nicht. Insofern wäre in kontrollierten Studien zu klären, ob die
Erfolgsquote weiter gesteigert werden kann, wenn eine Kombinationstherapie mit Antifibrinolytika und Nimodipin präoperativ durchgeführt wird.
Eine solche Kombinationstherapie hätte möglicherweise einen superadditiven Effekt, da durch Verabreichung von Antifibrinolytika einerseits die
Lyse des Blutkoagulums im Subarachnoidalraum verzögert würde. Andererseits würde durch Kalziumantagonisten der Gefäßspasmus verhindert werden, der durch die aus dem Blutkoagulum aufgrund der antifibrinolytischen
Therapie nur verzögert freigesetzten vasogenen Substanzen ausgelöst wird.

Literatur

Adams HP Jr, Nibbelink DW, Torner JC, Sahs AL (1981) Antifibrinolytic therapy in patients
    with aneurysmal subarachnoid haemorrhage. Arch Neurol 38:25–29
Allen GS, Bahr AL (1979) Cerebral arterial spasm. Part 10: Reversal of acute and chronic
    spasm in dogs with orally administered nifedipine. Neurosurgery 4:43–46

Allen GS, Ahn HS, Preziosi TJ, Battye R, Boone SC, Chou SN, Kelly DL, Weir BK, Crabbe RA, Lavik PJ, Rosenbloom SB, Dorsey FC, Ingram CR, Mellits DE, Bertsch LA, Boisvert DPJ, Hundley MB, Johnson RK, Strom JA, Transou CR (1983) Cerebral arterial spasm—A controlled trial of nimodipine in patients with subarachnoid hemorrhage. N Engl J Med 308:619–624

Aoki N, Mizutani H (1984) Does moyamoya disease cause subarachnoid hemorrhage? Review of 54 cases with intracranial hemorrhage confirmed by computerized tomography. J Neurosurg 60:348–353

Asano T, Tanishima T, Sasaki T, Sano K (1980) Possible participation of free radical reactions initiated by clot lysis in the pathogenesis of vasosperm after subarachnoid hemorrhage. In: Wilkins RH (ed) Cerebral arterial spasm. Williams & Wilkins, Baltimore London, pp 190–201

Auer LM, Ito Z, Suzuki A, Ohta H (1982) Prevention of symptomatic vasospasm by topically applied nimodipine. Acta Neurochir 63:297–302

Boullin DJ (1980) Cerebral vasospasm. Wiley, Chichester New York Brisbane Toronto

Burchiel KJ, Schmer G (1981) A method for monitoring antifibrinolytic therapy in patients with ruptured intracranial aneurysms. J Neurosurg 54:12–15

Conway LW, McDonald LW (1972) Structural changes of the intradural arteries following subarachnoid hemorrhage. J Neurosurg 37:715–723

Fodstad H, Pilbrant A, Schannong M, Strömberg S (1981) Determination of tranexamic acid (AMCA) and fibrin/fibrinogen degradation products in cerebrospinal fluid after aneurysmal subarachnoid haemorrhage. Acta Neurochir 58:1–13

Forster C, Mohan J, Whalley ET (1980) Interaction of fibrin degradation products and 5-hydroxytryptamine on various vascular smooth muscle preparations: Possible role in cerebral vasospasm. In: Wilkins RH (ed) Cerebral arterial spasm. Williams & Wilkins, Baltimore London, pp 186–189

Fraser RAR (1980) Cerebral vasospasm: After 15 years in the laboratory. In: Wilkins RH (ed) Cerebral arterial spasm. Williams & Wilkins, Baltimore London, pp 287–290

Handa H, Osaka K, Okamoto S (1980) Breakdown products of erythrocytes as a cause of cerebral vasospasm. In: Wilkins RH (ed) Cerebral arterial spasm. Williams & Wilkins, Baltimore London, pp 158–165

Hossmann V, Auel H, Bewermeyer H, Heiss WD (1983) Antifibrinolytic therapy of intracranial hemorrhage with tranexamic acid. In: Jensen HP, Brock M, Klinger M (eds) Advances in neurosurgery, vol 11. Springer, Berlin Heidelberg New York, pp 131–134

Hunt WE, Hess RM (1968) Surgical risk as related to time of intervention in the repair of intracranial aneurysms. J Neurosurg 28:14–20

Jellinger K (1979) Pathology and aetiology of intracranial aneurysms. In: Pia HW, Langmaid C, Zierski J (eds) Cerebral aneurysms. Advances in diagnosis and therapy. Springer, Berlin Heidelberg New York, pp 5–19

Kamiya K, Kuyama H, Symon L (1983) An experimental study of the acute stage of subarachnoid hemorrhage. J Neurosurg 59:917–924

Kodama N, Mizoi K, Sakurai Y, Suzuki J (1980) Incidence and onset of vasospasm. In: Wilkins RH (ed) Cerebral arterial spasm. Williams & Wilkins, Baltimore London, pp 361–365

Kohlmeyer K (1979) Cerebral blood flow in subarachnoid haemorrhage. In: Pia HW, Langmaid C, Zierski J (eds) Cerebral aneurysms. Advances in diagnosis and therapy. Springer, Berlin Heidelberg New York, pp 144–152

Locksley HB (1966a) Report on the cooperative study of intracranial aneurysms and subarachnoid hemorrhage. Section V, part I: Natural history of subarachnoid hemorrhage, intracranial aneurysms and arteriovenous malformations. Based on 6368 cases in the cooperative study. J Neurosurg 25:219–239

Locksley HB (1966b) Report on the cooperative study of intracranial aneurysms and subarachnoid hemorrhage. Section V, part II: Natural history of subarachnoid hemorrhage, intracranial aneurysms and arteriovenous malformations. J Neurosurg 25:321–368

Meyer JS (1979) Noninvasive regional cerebral blood flow measurements in subarachnoid haemorrhage. In: Pia HW, Langmaid C, Zierski J (eds) Cerebral aneurysms. Advances in diagnosis and therapy. Springer, Berlin Heidelberg New York, pp 133–144

Osaka K (1977) Prolonged vasospasm produced by breakdown products of erythrocytes. J Neurosurg 47:403–411

Owman C, Edvinsson L, Sahlin C, Svendgaard NA (1980) Transmitter changes in perivascular sympathetic nerves after experimental subarachnoid hemorrhage. In: Wilkins RH (ed) Cerebral arterial spasm. Williams & Wilkins, Baltimore London, pp 279–283

Ramirez-Lassepas M (1981) Antifibrinolytic therapy in subarachnoid hemorrhage caused by ruptured intracranial aneurysm. Neurology 31:316–322

Sano K, Saito I (1980) Timing of microsurgical treatment of ruptured intracranial aneurysms. In: Wilkins RH (ed) Cerebral arterial spasm. Williams & Wilkins, Baltimore London, pp 447–454

Scheid W (1980) Lehrbuch der Neurologie. Thieme, Stuttgart New York

Schrör K (1984) Prostaglandine und verwandte Verbindungen. Bildung, Funktion und pharmakologische Beeinflussung. Thieme, Stuttgart New York

Starling LM, Boullin DJ, Grahame-Smith DG, Adams CBT, Gye RS (1975) Responses of isolated human basilar arteries to 5-hydroxytryptamine, noradrenaline, serum, platelets, and erythrocytes. J Neurol Neurosurg Psychiatry 38:650–656

Suzuki J (1979a) Cerebral vasospasm: Prediction, prevention and protection. In: Pia HW, Langmaid C, Zierski J (eds) Cerebral aneurysms. Advances in diagnosis and therapy. Springer, Berlin Heidelberg New York, pp 155–162

Suzuki J (1979b) Grading and timing of the operation on cerebral aneurysms. In: Pia HW, Langmaid C, Zierski J (eds) Cerebral aneurysms. Advances in diagnosis and therapy. Springer, Berlin Heidelberg New York, pp 203–208

Svendgaard NA, Edvinsson L, Olin T, Owman C, Sahlin C (1977) On the pathophysiology of cerebral vasospasm: Transmitter changes in perivascular sympathetic nerves, and increased pial artery sensitivity to norepinephrine and serotonin. In: Owman C, Edvinsson L (eds) Neurogenic control of the brain circulation. Pergamon Press, New York, pp 143–152

Svendgaard NA, Brismar J, Delgado T, Egund N, Owman C, Rodacki MA, Sahlin C, Salford LG (1983) Late cerebral arterial spasm: The cerebrovascular response to hypercapnia, induced hypertension and the effect of nimodipine on blood flow autoregulation in experimental subarachnoid hemorrhage in primates. Gen Pharmacol 14:167–172

Symon L, Bell BA, Kendall BE (1980) The relationship between vasospasm and cerebral ischemia and infarction. In: Wilkins RH (ed) Cerebral arterial spasm. Williams & Wilkins, Baltimore London, pp 372–377

Tanaka K, Gotoh F, Muramatsu F, Fukuuchi Y, Okayasu H, Suzuki N, Kobari M (1982) Effect of nimodipine, a calcium antagonist, on cerebral vasospasm after subarachnoid hemorrhage in cats. Arzneimittelforsch 32:1529–1534

White RP, Hagen AA, Morgan H, Dawson WN, Robertson JT (1975) Experimental study on the genesis of cerebral vasospasm. Stroke 6:52–57

White RP, Chapleau CE, Dugdale M, Robertson JT (1980) Cerebral arterial contractions induced by human and bovine thrombin. Stroke 11:363–368

Wilkins RH (1980) Attempted prevention or treatment of intracranial arterial spasm: A survey. In: Wilkins RH (ed) Cerebral arterial spasm. Williams & Wilkins, Baltimore London, pp 542–555

3 Zerebrale Ischämie

V. Hossmann

3.1 Einleitung

Unter den klinischen Erkrankungen, die zu dauerhafter Schädigung der Hirnfunktion führen, nimmt die Ischämie eine besondere Stellung ein. Situationen, die die Hirndurchblutung kritisch einschränken, sind z. B. allgemeine Kreislaufstörungen, wie Schock oder Herzversagen sowie zerebrovaskuläre Störungen als Folge eines Schädelhirntraumas, einer intrakraniellen Blutung oder eines Schlaganfalls. Zerebrovaskuläre Störungen, insbesondere der Schlaganfall, stehen an zweiter bis dritter Stelle in den Mortalitäts- und Morbiditätsstatistiken der Industriestaaten der westlichen Welt. Deshalb wurden auf diesem Gebiet große wissenschaftliche Anstrengungen zur Aufklärung der pathophysiologischen Zusammenhänge und insbesondere zur Verhütung der Folgeschäden gemacht. Ein wesentlicher Durchbruch in der Therapie der akuten Hirndurchblutungsstörungen konnte allerdings bisher nicht erreicht werden.

Im folgenden sollen Pathophysiologie, Pathobiochemie und Therapie der zerebralen Ischämie mit Kalziumantagonisten besprochen werden.

3.2 Pathophysiologie der zerebralen Ischämie

Nach klinischer Erfahrung ist die erfolgreiche Wiederbelebung des Hirns nur möglich, wenn die Ischämiezeit – z. B. während eines Kreislaufstillstands bei Kammerflimmern des Herzens – die Vierminutengrenze nicht überschreitet. Experimentelle Untersuchungen an verschiedenen Tierspezies (Katzen, Affen, Ratten, Hunde) haben allerdings gezeigt, daß nach zerebralem Zirkulationsstillstand bis zu 60 min (Hossmann u. Kleihues 1973), bzw. nach einem allgemeinen Kreislaufstillstand bis zu 30 min (Hossmann u. Hossmann 1973), eine Wiederbelebung des Hirns möglich zu sein scheint, da die Überlebenszeit der Neurone wesentlich länger ist, als aus den begrenzten klinischen Erfolgen abzulesen war. Diese Beobachtungen haben verstärkt dazu geführt, die Ursachen für die Diskrepanz zwischen den klinischen und tierexperimentellen Befunden zu suchen, um bessere klinische Ergebnisse erzielen zu können. So könnte die längere Überlebenszeit bei experimenteller isolierter zerebraler Ischämie dadurch bedingt sein, daß diese inkomplett und somit weniger schwerwiegend ist. Untersuchungen von Nordström u. Siesjö (1977), Nordström et al. (1978a, b) und von Rehncrona et al. (1980) zeigen jedoch, daß gerade die inkomplette Ischämie durch Aktivierung des anoxidativen Stoffwechsels schädlicher ist als die komplette Ischämie (s. Abschn. 3.3). Für die Wiederbelebung ischämischen Hirngewebes ist ein ausreichender Perfusionsdruck in der Rezirkulationsperiode von besonderer Bedeutung, um ein sog. No-reflow-Phänomen zu verhindern (Ames et al. 1968). So beobachtet man in der frühen Reperfusionsphase nach zerebralem Zirkulationsstillstand zunächst eine kurzdauernde reaktive Hyperämie, da durch die Gewebsazidose die zerebralen Widerstandsgefäße maximal dilatiert sind (Abb. 3.1). Nach dieser initialen, etwa 15 min anhaltenden reaktiven Hyperämie sinkt die zerebrale Durchblutung unter den Ausgangswert ab, es entsteht das sog. postischämische Hypoperfusionssyndrom (Hossmann et al. 1973; Snyder et al. 1975; Ginsberg et al. 1978; Hallenbeck u. Furlow 1979; Rehncrona et al. 1979). In dieser Phase ist zwar die CO_2-Reaktivität der Hirngefäße, nicht jedoch die myogene Autoregulation aufgehoben (Zimmermann et al. 1975). Während der postischämischen

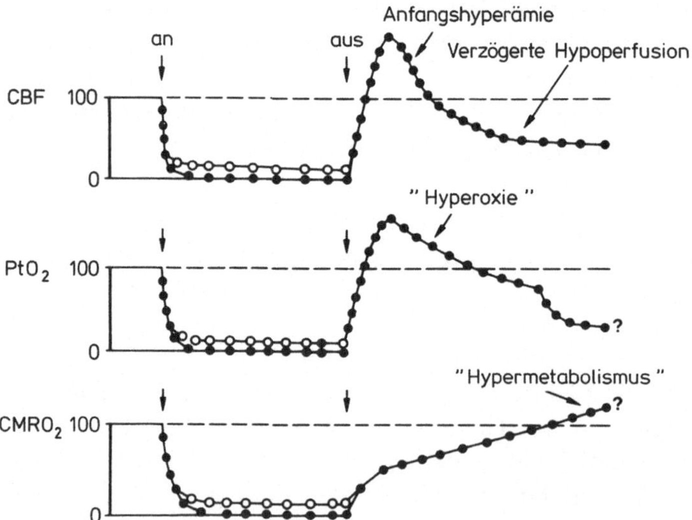

Abb. 3.1. Schematische Darstellung der Veränderungen der Hirndurchblutung (CBF) des Gewebe-pO_2 (PtO_2) und des $CMRO_2$ während Ischämie und in der Rezirkulationsphase: geschlossene Kreise = komplette Ischämie; offene Kreise = inkomplette Ischämie. (Aus Siesjö 1981)

Hypoperfusion ist allerdings gelegentlich der Metabolismus durch Reparationsvorgänge gesteigert (Hossmann et al. 1976; Kofke et al. 1979). Dementsprechend ist die Substrat- und Sauerstoffzufuhr zum Hirn im Verhältnis zum Bedarf kritisch vermindert, so daß irreversible Schäden in dieser Phase auftreten können: sog. Maturationsphänomen (Klatzo 1979). Die therapeutischen Bemühungen müssen deshalb insbesondere auf diese kritische Phase der Hypozirkulation gerichtet sein.

Als pathophysiologischer Mechanismus für die Hypoperfusion könnten z.B. Störungen der Mikrozirkulation durch intravasale Komponente des Blutes, z.B. Plättchenaggregate, verantwortlich gemacht werden. Nach Untersuchungen von Hallenbeck (1977) sowie Hallenbeck u. Furlow (1979) sind die Störungen der Mikrozirkulation in der Phase der Reperfusion weniger ausgeprägt, wenn die Blutplättchenaggregation gehemmt ist, z.B. durch Azetylsalizylsäure, Indometacin oder Prostazyklin. Aktivierung der Plättchenaggregation kann durch die vermehrte Bildung von freien Fettsäuren, besonders von Arachidonsäure, während der Ischämie im Hirngewebe selbst entstehen. Arachidonsäure ist das Substrat für die Synthese von Thromboxan A_2 in den Blutplättchen (s. Abschn. 3.3). Zwar ist die Akkumulation von Blutplättchen im Hirn während der reaktiven Hyperämie am höchsten, in der Phase der postischämischen Hypoperfusion lassen sich jedoch Blutplättchen, die in der Mikrozirkulation kleine Gefäße verschließen könnten, im Hirn kaum nachweisen (Hossmann et al. 1980). Eine Aktivierung der Blutgerinnung und der Plättchen als Folge der zerebralen Ischämie ist allerdings anzunehmen, da in der Rezirkulationsphase tierexperimentell eine ausgeprägte Verbrauchskoagulopathie nachgewiesen wurde (Hossmann u. Hossmann 1977). Wichtiger als die beschriebenen Veränderungen der Plättchenfunktion scheinen hingegen die ischämiebedingten metabolischen Folgen für das Hirngewebe und die Hirnarterien zu sein.

3.3 Pathobiochemie der zerebralen Ischämie

Während der zerebralen Ischämie entwickelt sich — aufgrund der durch anaeroben Metabolismus entstehenden Zunahme saurer Stoffwechselmetabolite — eine mehr oder weniger stark ausgeprägte Gewebsazidose. Die Höhe des Laktatspiegels spielt offensichtlich eine bedeutende Rolle für das Ausmaß der ischämischen Zellschädigung. Da im Hirn nur wenig Glukose gespeichert wird, ist der Anstieg der Laktatkonzentration von 2 Faktoren abhängig: dem aktuellen Ernährungszustand vor Beginn der Ischämie und der Vollständigkeit der Ischämie. So konnte zuerst von Myers (1979a, b) gezeigt werden, daß die neurologische Erholung bei Tieren, die vor einer längerdauernden Ischämie oder Hypoxie kohlenhydratreich ernährt worden waren oder eine Glukoseinfusion erhielten, signifikant schlechter war als bei Tieren, die zuvor gefastet hatten. Später konnte gezeigt werden (Rehncrona et al. 1980), daß die neurologische Erholung mit der Laktatkonzentration im Hirn umgekehrt korreliert. Tiere, bei denen während der Ischämie die Laktatkonzentration im Hirngewebe auf Werte über 20–25 mmol/kg KG anstieg, zeigten postischämisch keine Erholung ihres Energiehaushalts. Schließlich konnten Nordström et al. (1978a, b) zeigen, daß sich nach kompletter Ischämie die Tiere besser erholten als nach inkompletter. Während bei kompletter Ischämie von 30 min der Laktatspiegel im Mittel nur auf $2,36 \pm 0,34$ mmol/l bei Ratten anstieg, wurden nach inkompletter Ischämie von gleicher Dauer Spiegel von $28,9 \pm 3,9$ mmol/l gemessen.

Bei jungen Tieren ist der Effekt umgekehrt: hier erholten sich Tiere nach Ischämie oder Anoxie besser, wenn sie mit Glukose vorbehandelt wurden (Himwich 1951). Offensichtlich sind die Glukosekonzentrationen im Hirn Neugeborener niedriger, was zu einem geringeren Laktatanstieg während der Ischämie führt. Selbst bei mit Glukose vorbehandelten Tieren stieg die Laktatkonzentration am Ende der Ischämie nicht über 10 mmol/kg KG an. Da die Bluthirnschranke von Neugeborenen eine wesentlich höhere Permeabilität als die der Erwachsenen aufweist, scheint der Abstrom von Exzeß-Laktat aus dem Hirn besser zu sein. Durch Zufuhr von Glukose ist bei Neugeborenen eine längere Aufrechterhaltung des anaeroben Stoffwechsels im Hirn möglich. Hier dürfte die Erklärung der diskrepanten Befunde liegen: Die toxischen Wirkungen der Gewebsazidose überwiegen beim Erwachsenen und heben die günstigen Effekte der Energiebereitstellung durch anoxidativen Metabolismus auf. Bei Neugeborenen ist dieser Nachteil durch schnellen Abstrom des Laktats aus dem Gewebe nicht gravierend. Insofern kann die Schlußfolgerung gezogen werden, daß eine inkomplette Ischämie beim Erwachsenen schädlicher ist als eine komplette (Hossmann et al. 1973; Nordström et al. 1978a, b; Rehncrona et al. 1980).

Der zerebrale Zirkulationsstillstand bewirkt eine Folge elektrophysiologischer und biochemischer Veränderungen. Zunächst kommt es zum Funktionsverlust der Zellen: innerhalb von 10s tritt Bewußtlosigkeit ein, nach weiteren 10s wird das EEG flach, und evozierte Potentiale lassen sich nicht mehr auslösen. Mit Depletion der Energiereserven, d. h. Abfall von Phosphokreatinin und der energiereichen Phosphate, entstehen ausgeprägte Störungen der Ionen-Homöostase (Abb. 3.2, 3.3). Das extrazelluläre K^+ steigt an, während das extrazelluläre Na^+ und Ca^{++} abfallen (Hansen 1981; Harris et al. 1981). Neben der Zunahme von freiem Ca^{++} intrazellulär durch passiven Einstrom aus dem Extrazellulärraum bei einem normalen Gradienten von ca. $10\,000 : 1$ wird auch Ca^{++} aus dem endoplasmatischen Retikulum und den Mitochondrien freigesetzt und erhöht somit die Ca^{++}-Konzentration des Zytosols. Erhöhung der extrazellulären K^+-Konzentration verursacht eine Schwellung der Astrozyten, möglicherweise über ein bikarbonat-

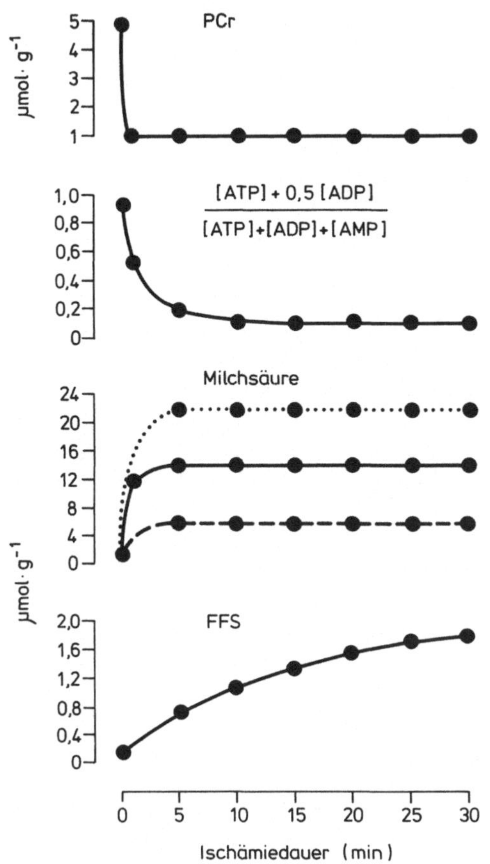

Abb. 3.2. Schematische Darstellung von Veränderungen der zerebralen kortikalen Konzentrationen von Phosphokreatin (PCr), Milchsäure und freien Fettsäuren (FFS), sowie des errechneten „energy charge potential" während kompletter Ischämie von maximal 30 min Dauer. (Aus Siesjö 1981)

vermitteltes Transportsystem, wobei K^+ und Cl^- im Austausch gegen Bikarbonat und Na^+ in die Zellen transportiert werden. Eine weitere ungünstige Wirkung der extrazellulären K^+-Konzentrationserhöhung ist die Steigerung des Hirnmetabolismus mit Zunahme des Sauerstoff- und Glukoseverbrauchs (Hertz 1981; Shinohara et al. 1979), im wesentlichen wohl der Astroglia (Hertz 1981).

Aufgrund des Zusammenbruchs des Energiestoffwechsels sind die für die Ionenhomöostase notwendigen energieverbrauchenden Ionenpumpen nicht mehr funktionsfähig. Es entsteht eine Zunahme der intrazellulären Konzentration von Na^+ und besonders von Ca^{++}.

Unter physiologischen Bedingungen wird Ca^{++} über ein Antiportsystem gegen Na-Ionen ausgetauscht. Außerdem nimmt man ATP-abhängige Ionenpumpen an, die Ca^{++} direkt aus der Zelle gegen das Konzentrationsgefälle transportieren (Abb. 3.4). Auf der anderen Seite wird Ca^{++} in den Mitochondrien und dem endoplasmatischen Retikulum über Ionenpumpen aufgenommen (Siesjö 1981; Wieloch u. Siesjö 1982). Auch diese Transport-

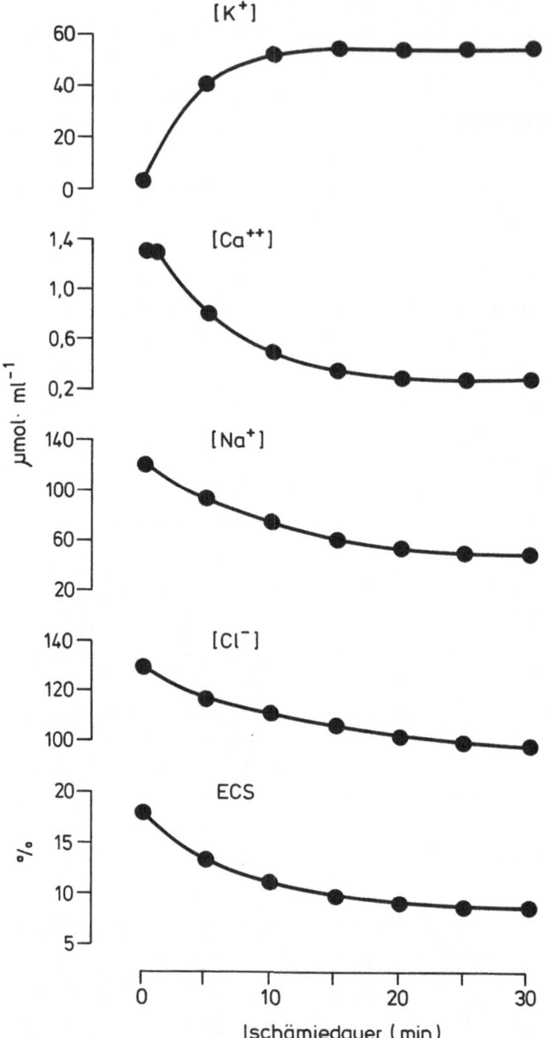

Abb. 3.3. Schematische Darstellung der Veränderungen der zerebralen extrazellulären Konzentrationen von K^+, Ca^{++}, Na^+ und Cl^- sowie des extrazellulären Flüssigkeitsraums (ECS) während zerebraler Ischämie. (Aus Siesjö 1981)

systeme sind mit Energieverbrauch verbunden. Der durch Ischämie bedingte Zusammenbruch der Energieversorgung führt nun zu einem Anstieg der intrazellulären Ca^{++}-Konzentration, da die Ionenpumpen Ca^{++} nicht mehr aus der Zelle heraustransportieren können. Auch das Ca^{++} aus dem endoplasmatischen Retikulum und den Mitochondrien wird zunächst freigesetzt. Die massive Erhöhung der intrazellulären Ca^{++}-Konzentration scheint die Hauptursache für die irreversible Zellschädigung zu sein (Hass 1981; Siesjö 1981). So konnten zuerst Schanne et al. (1979) und Farber et al. (1981) an Hepatozytenkulturen zeigen, daß unterschiedliche membrantoxische Substanzen nur dann die Zelle zerstörten, wenn Ca^{++} der Kultur

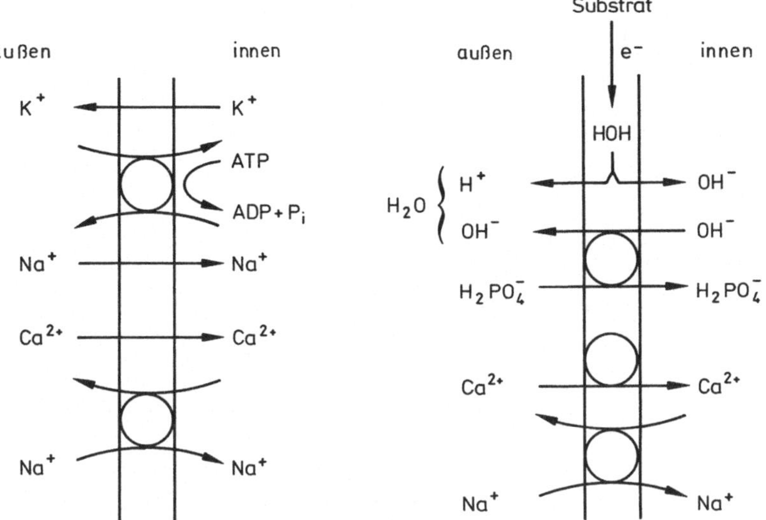

Abb. 3.4. Schematische Darstellung der passiven und aktiven ionalen Transportsysteme durch die Zell- und Mitochondrienmembran. (Aus Siesjö 1981)

zugesetzt wurde, umgekehrt überlebten die Hepatozyten im Ca^{++}-freien Medium.

Erhöhung der intrazellulären Ca^{++}-Konzentration aktiviert die Phospholipase A_2 und C, die wiederum aus den Membranphospholipiden freie Fettsäuren, z.B. die Arachidonsäure, freisetzen (Abb. 3.5). Während unter Normalbedingungen ein ständiger Ab- und Aufbau von Phospholipiden in der Zellmembran stattfindet, überwiegt während der Ischämie der Abbau der Membranphospholipide, so daß auch die Permeabilität der Zellmembran für Ca^{++} erheblich ansteigt (Farber et al. 1981). Durch die weitere massive Zunahme der intrazellulären Ca^{++}-Konzentration wird eine Erholung der Mitochondrien unmöglich (Nowicki et al. 1982). Die intrazelluläre Ca^{++}-Konzentration korreliert direkt mit der Überlebenszeit von Leber- und Herzzellen, wenn diese einer längerdauernden Ischämie ausgesetzt sind (Farber et al. 1981).

Neben der Zellschädigung durch die hohe intrazelluläre Ca^{++}-Konzentration selbst, müssen besonders auch der Freisetzung von Fettsäuren, wie der Arachidonsäure, deletäre Folgen für die Zellen nachgesagt werden. Freie Fettsäuren sind in der Lage, Zellmembranen aufzureißen (Hass 1981). Durch die Freisetzung von Arachidonsäure wird weiterhin die Synthese von Eicosanoiden initiiert, also von Prostaglandinen und Leukotrienen. Bei kompletter Ischämie ist die Bildung von Prostaglandinen und Leukotrienen nicht möglich, da die für deren Synthese notwendigen Enzyme Zyklooxy-

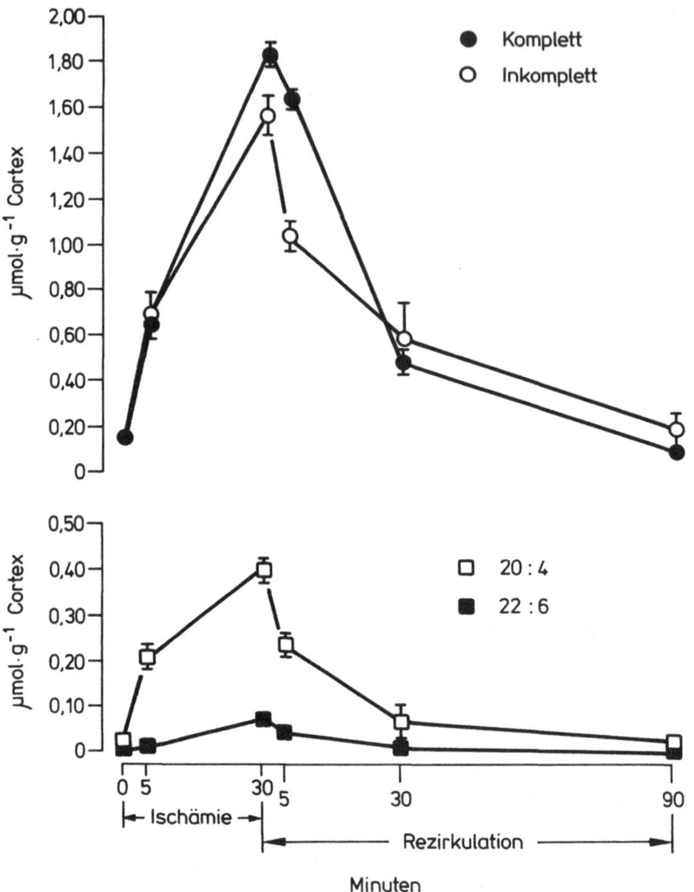

Abb. 3.5. Konzentration der freien Fettsäuren im zerebralen Cortex während und nach kompletter bzw. inkompletter Ischämie von 30 min Dauer. Änderung der totalen Konzentration *(oben)* sowie der Arachidonsäure (20:4) und der Docosahexaensäure (22:6) *(unten)*. (Aus Siesjö 1981, mod. nach Rehncrona et al. 1981)

genase und Lipoxygenase Sauerstoff benötigen. Allerdings findet bereits bei sehr niedrigen O_2-Werten mit einem PaO_2 von ca. 12 Torr bei inkompletter Ischämie eine Synthese von Prostaglandinen und Leukotrienen statt. Die dabei entstehenden Prostaglandine und Leukotriene besitzen z.T. eine erhebliche zellschädigende Wirkung.

Mittels der Zyklooxygenase entsteht aus der Arachidonsäure zunächst das instabile Intermediärprodukt PGG_2. Durch eine Prostaglandinhydroperoxidase wird PGG_2 in PGH_2 umgewandelt. Bei diesem Schritt entstehen aktive Sauerstoffgruppen, sog. „freie Radikale", z.B. O_2^-. Diese aktiven Sauerstoffmoleküle besitzen ein einzelnes Elektron in der äußeren Elektronenschale und gehen deshalb sehr schnelle Reaktionen mit anderen Molekülen ein (Abb. 3.6). Zu den Radikalen gehören das bei der Prostaglandinsynthese

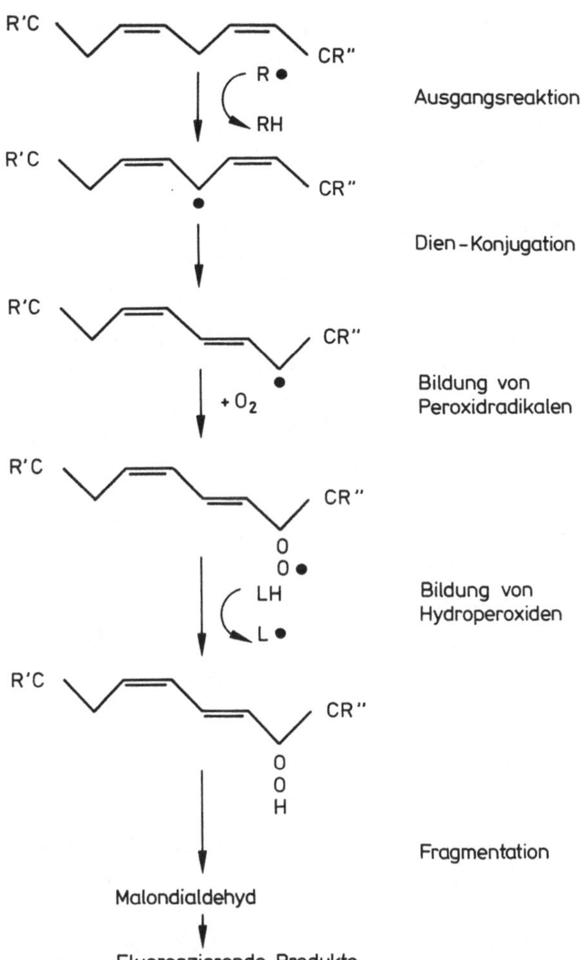

Abb. 3.6. Schematische Darstellung der prinzipiellen Änderungen vielfach ungesättigter Fettsäuren durch Fettsäureperoxidation. (Aus Siesjö 1981)

entstehende Superoxydanion O_2^-, Wasserstoffsuperoxid H_2O_2 und das Hydroxylradikal OH. Besonders durch die Zytochromoxidase in den Mitochondrien werden diese Radikale reduziert. Auch andere Enzyme, wie z. B. Katalasen, Dismutasen, Peroxidasen, Substanzen in den Membranen (z. B. Vitamin E, β-Karotin, Cholesterin) und intrazelluläre Substanzen wie Ascorbinsäure, Zystein und Glutathion, können die Radikale neutralisieren. Inwieweit diese Abwehrsysteme während der Ischämie die im Überschuß entstehenden freien Radikale komplett abfangen können, ist nicht eindeutig geklärt (Siesjö 1981), wenngleich erste experimentelle Befunde einen protektiven Effekt von α-Tocopherol (Vitamin E) während der Reperfusion nach 3stündiger inkompletter Ischämie bei spontan hypertensiven Ratten zeigten (Yamamoto et al. 1983).

Fettsäurehydroperoxide sind in der Lage, die Bildung von Prostazyklin, das mittels der Prostazyklinsynthetase aus PGH_2 entsteht, zu inhibieren. PGI_2, das in der Gefäßwand synthetisiert wird, besitzt sehr starke vasodilatierende und plättchenaggregationshemmende Effekte. Deshalb ist eine Synthesehemmung von PGI_2 bei ungestörter Bildung weiterer Prostaglandine mit vasokonstriktorischen und aggregationsfördernden Eigenschaften, wie des Thromboxans A_2, sehr ungünstig. Es wird vermutet, daß die postischämische Hypoperfusion, die nach der reaktiven hyperämischen Phase regelmäßig beobachtet wird, Folge dieses Ungleichgewichts ist. Allerdings konnte durch intravenöse Infusion von Prostazyklin, das in der postischämischen Phase gegeben wurde, die Hypoperfusion nicht beeinflußt werden (van den Kerckhoff et al. 1983). Eine Verhinderung der postischämischen Hypoperfusion ließ sich nur erreichen, wenn die Tiere mit Plättchenaggregationshemmern oder Prostazyklin vorbehandelt waren (Hallenbeck u. Furlow 1979).

Welche Wirkung den Leukotrienen zukommt, die ebenfalls durch Freisetzung von Arachidonsäure vermehrt synthetisiert werden, und die besonders eine Erhöhung der Zellpermeabilität und Konstriktion der glatten Muskelzellen verursachen, ist noch weitgehend ungeklärt (Wolfe 1982).

3.4 Pathogenese des Hirninfarkts

Der akute ischämische Hirninfarkt muß als ein polyätiologisches Krankheitsbild angesehen werden. Neben den selteneren und in jungen Jahren auftretenden embolischen Hirninfarkten überwiegen im Alter die auf atherothrombotischer Grundlage entstehenden zerebralen Mangeldurchblutungen.

Das klinische Bild eines akuten Hirninfarkts ist abhängig von der Lokalisation und der Größe des infarzierten Hirnareals. Da das Hirn über ein reiches Netz von Kollateralen verfügt, z. B. den Circulus Willisii an der Hirnbasis und die leptomeningealen Heubner-Anastomosen zwischen den Versorgungsgebieten der großen Hirnarterien, diese aber individuell unterschiedlich angelegt sind, kann ein thrombotischer Verschluß etwa der A. cerebri media einen das gesamte Mediastromgebiet betreffenden Perfusionsausfall bewirken oder aber nur einen kleinen Infarkt im Bereich des Sprachzentrums. Besonders von Zülch (1980) sind die außerordentlich großen Variationsmöglichkeiten der Infarktgrößen bei gegebener kritischer Stenose bis hin zu totalem Verschluß ausführlich beschrieben worden.

Die Bedeutung der Mikroembolien als Ursache großer Hirninfarkte ist noch nicht eindeutig geklärt. Sicher ist, daß auf arteriosklerotischen Plaques im Bereich der Carotis interna Fibrinplättchenaggregate entstehen und in die Peripherie weggeschwemmt werden können, wo sie kleine Gefäße okkludieren und vorübergehend zerebrale Durchblutungsstörungen mit entsprechenden neurologischen Ausfällen verursachen, sog. transitorische ischämische Attacken. Durch großangelegte epidemiologische Studien (Fields et al. 1977; Genton et al. 1977; the Canadian Cooperative Study Group (CCSG) 1978; Candelise et al. 1982) konnte zwar übereinstimmend eine Senkung der Häufigkeit von TIAs nachgewiesen werden, wenn prophylaktisch Plättchenaggregationshemmer gegeben wurden. Ob die Inhibition der Plättchenaggregation aber letztlich einen Hirninfarkt verhindert, ist nicht sicher. Daß im Bereich des Karotisstromgebiets zerebrale Mikroembolien häufiger auftreten als im Vertebralisstromgebiet, kann als gesichert angesehen werden. Bei letzteren werden gehäuft Hirndurchblutungsstörungen durch extravasale Ursachen beobachtet, z.B. durch degenerative Veränderungen der Halswirbelsäule mit Lumeneinengung, bzw. Abklemmen der Vertebralarterie bei bestimmten Kopfbewegungen usw. Bei schweren arteriosklerotischen Einengungen der Hirngefäße mit einer gerade noch kompensierten Hirndurchblutung können zahlreiche extrazerebrale, kardiovaskuläre Ereignisse auslösende Ursache für die Entwicklung eines Hirninfarkts sein, z.B. Blutdruckabfall aufgrund von Herzrhythmusstörungen, Schock oder infolge einer nächtlichen zirkadianen Blutdrucksenkung (Marshall 1977; Hossmann u. Zülch 1979).

Die Funktionsfähigkeit und Vitalität des Hirngewebes hängt von der Durchblutungsgröße ab. Die von Opitz u. Schneider zuerst 1950 beschriebenen Durchblutungsgrößen zur Erhaltung der zerebralen Funktion und zur Erhaltung der Zellstruktur konnten in den letzten Jahren eindrücklich bestätigt werden. So wurden Schwellenwerte der Hirndurchblutung beschrieben, unterhalb derer es zum Ausfall der neurologischen Funktion und schließlich zur irreversiblen Störung der Membranfunktion kommt. Beim Affen erlischt die neurologische Funktion bei einem Durchblutungswert von etwa 23 ml/100 g/min, bei 15–16 ml/100 g/min ist das EEG isoelektrisch, bei Durchblutungswerten unterhalb 6–8 ml/100 g/min ist schließlich die Membranfunktion gestört, d.h., es kommt zum Austritt von K^+ und Einstrom von Ca^{++} in die Zelle (Abb. 3.7, 3.8). Auch die Entwicklung des ischämischen Ödems ist abhängig von kritischen Durchblutungswerten (Branston et al. 1974, 1977; Symon et al. 1974; Heiss 1983).

Während bei zerebralen Ischämien aufgrund von Hirnkreislaufstörungen eine vorübergehende komplette oder inkomplette Reduktion des Blutflusses von einer postischämischen Reperfusionsphase bei wieder aufgebautem Perfusionsdruck in der beschriebenen Sequenz gefolgt ist, liegen beim Hirninfarkt die hämodynamischen Verhältnisse anders. Bei Verschluß einer Hirnarterie, z.B. der A. cerebri media, kann man nicht erwarten, daß innerhalb kurzer Zeit die Strombahn wiedereröffnet wird. Vielmehr findet man im Ausbreitungsgebiet entsprechend der Güte der Kollateralversorgung im Kerngebiet eine praktisch aufgehobene Durchblutung mit kontinuierlicher

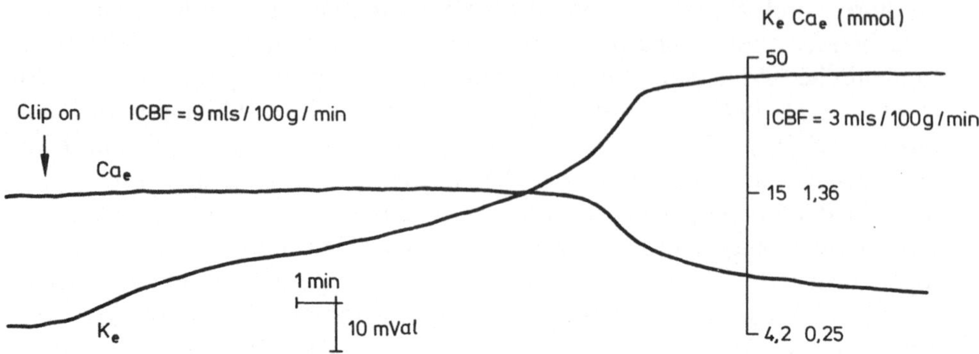

Abb. 3.7. Veränderungen des extrazellulären K_e^+ und Ca_e^{++} nach Unterbindung der A. cerebri media (clip on ↓). Die extrazelluläre K^+-Konzentration steigt sofort an, während die extrazelluläre Ca^{++}-Konzentration erst bei einem K_e^+-Wert von $13,4 \pm 3,8$ mmol abfällt. (Aus Harris et al. 1981)

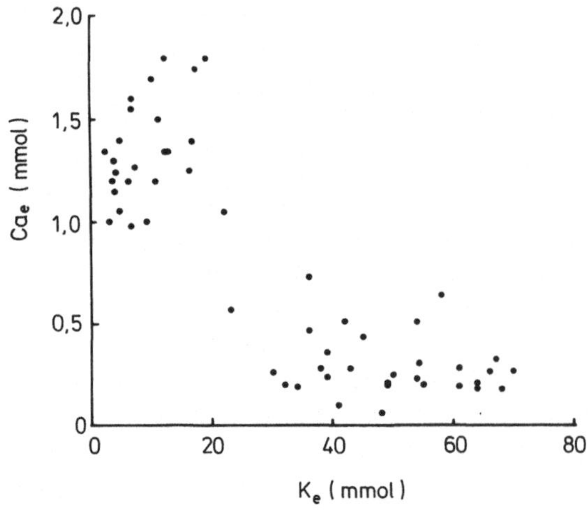

Abb. 3.8. Beziehung zwischen K_e und Ca_e bei gleichzeitiger Messung mit Mikroelektroden. Beachtenswert ist, daß ein Abfall von Ca_e erst bei einem Anstieg des K_e auf 13,4 mmol auftritt. (Aus Harris et al. 1981)

oder diskontinuierlicher Zunahme der Durchblutungswerte zu den Randgebieten hin. Man kann davon ausgehen, daß nach Eintreten eines Hirninfarkts größere Areale strukturell noch nicht irreversibel geschädigt aber funktionslos sind: „ischaemic penumbra" (Heiss 1983; Olsen et al. 1983). Besonders diese Gebiete sollten durch geeignete therapeutische Maßnahmen vor einem irreversiblen Zelluntergang geschützt werden, bevor sich ein ischämisches Ödem entwickelt und zur weiteren Reduktion der Durchblutung führt. Eine Rettung dieser ischämischen Gewebsareale läßt sich theoretisch durch Verbesserung der Durchblutung, Senkung des Metabolismus bzw. Verminderung eines postischämischen Hypermetabolismus und damit Vermeidung des Maturationsphänomens erreichen.

3.5 Therapie mit Kalziumantagonisten im Tierexperiment

Wie oben beschrieben, spielt der Kalziumstoffwechsel während der Ischämie und im Anschluß an die Ischämie wohl eine entscheidende Rolle für die Prognose der Hirndurchblutungsstörungen. Besonders zwei therapeutische Angriffspunkte sind zu diskutieren:
1. Senkung der intrazellulären Kalziumkonzentration im Hirngewebe,
2. Senkung der intrazellulären Kalziumkonzentration in den glatten Muskelzellen der Hirngefäße.

Durch erstere soll die deletäre Kaskade, die durch Erhöhung der intrazellulären Kalziumkonzentration entsteht (Aktivierung autokatalytischer Prozesse über Bildung freier Fettsäuren, insbesondere der Arachidonsäure und Bildung von Radikalen, oxidative Entkopplung der Atmungskette durch Erhöhung der Ca^{++}-Konzentration in den Mitochondrien), verhindert werden.

Durch letztere soll die postischämische Hypoperfusion mit Entwicklung des Maturationsphänomens vermieden werden.

Da Kalziumantagonisten eine Erhöhung der intrazellulären Ca^{++}-Konzentration wirksam verhindern, wurde tierexperimentell untersucht, ob die zerebrale Ischämietoleranz nach globaler Ischämie oder nach Ausbildung eines Hirninfarkts verbessert werden kann. Auf diese Medikamentengruppe konzentrierte sich das Interesse, nachdem zunächst Hypnotika vom Barbiturattyp (z. B. Phenobarbital) und vom Nichtbarbiturattyp (Etomidate) (van Reempts et al. 1983; Astrup 1983) eingesetzt worden waren. Auch Lidocain erwies sich tierexperimentell als wirksam (Astrup 1983).

An einem experimentellen Modell für den kontrollierten Kreislaufstillstand bei Hunden wurde der Effekt von Dexamethason, $MgSO_4$, Verapamil und Lidoflazin anhand von Messungen des regionalen kortikalen Blutflusses beurteilt (White et al. 1983). Während Dexamethason die postischämische Abnahme des rCBF auf ca. 45% des Ausgangswerts nach 20minütigem Kreislaufstillstand nicht verhindern konnte, gelang dies teilweise mit den übrigen Medikamenten, wobei Verapamil am wirksamsten war. Hierunter nahm der rCBF kaum von $2,0 \pm 0,6$ auf $1,9 \pm 0,4$ ml/g/min ab. Bei den Kontrolltieren war immerhin ein Abfall auf $1,1 \pm 0,3$ ml/g/min zu verzeichnen. Nach Gabe von Lidoflazin 1 mg/kg KG kam es zu einer signifikant besseren neurologischen Erholung als ohne Therapie (Abb. 3.9).

Die positive Wirkung des unspezifischen Kalziumantagonisten Flunarizin wurde in mehreren Untersuchungen nachgewiesen. An einem Modell, bei dem Ratten nach einseitiger Ligatur der A. carotis intermittierend einer Atmosphäre von reinem N_2 ausgesetzt wurden, zeigte sich lichtmikroskopisch eine signifikante und dosisabhängige Reduktion von Koagulationsnekrosen und ödematösen Zellveränderungen nach hochdosierter Vorbe-

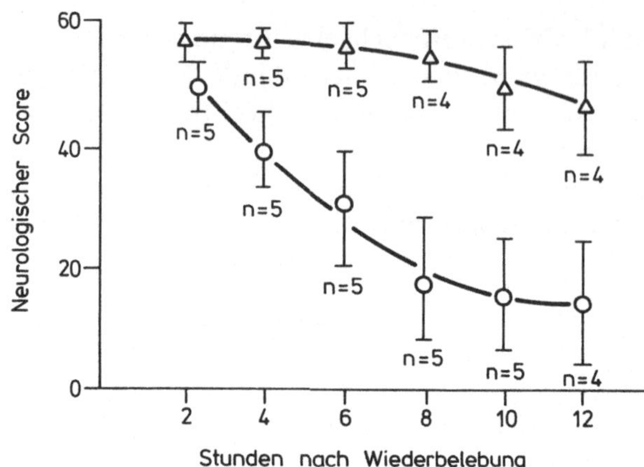

Abb. 3.9. Änderungen des neurologischen Scores bei Hunden, denen nach 15minütigem Herzstillstand Lidoflazin (1 mg/kg KG) gegeben wurde: O——O behandelte Tiere, △——△ unbehandelte Tiere. (Aus White et al. 1983)

handlung mit 20–40 mg Flunarizin/kg KG (van Reempts et al. 1983). Die lichtmikroskopischen Veränderungen umfaßten Zellschrumpfung und Zellschwellung mit zytoplasmatischer Vakuolenbildung. Im Extremfall fanden sich größere Defekte mit Zelltrümmern (Status spongiosus). Dieser kam bei vorbehandelten Tieren nie vor. Koagulationsnekrosen zeigten bei schwerer Hypoxie durch längere N_2-Exposition alle unbehandelten Tiere, aber nur 6 von 12 behandelten mit einer Zahl von im Schnitt 86 geschädigten Zellen/mm^3 gegenüber 1299 Zellen/mm^3 bei unbehandelten Tieren.

Günstige Ergebnisse fanden auch White et al. (1982), die bei Hunden einen 20minütigen kompletten Kreislaufstillstand erzeugten. Zuvor wurden die Tiere an ein doppelläufiges Pumpsystem mit einem Bypass vom rechten Vorderhof zur A. pulmonalis und einem zweiten Bypass von der linken Herzkammer zur A. femoralis angeschlossen, wobei der mittlere systematische arterielle Blutdruck auf 100 mm Hg eingestellt worden war. 5 Hunde erhielten 6 µg/kg KG Flunarizin intravenös für 10 min unmittelbar mit Beginn der Reperfusion, 10 unbehandelte Tiere dienten als Kontrollen. Die Reperfusionszeit betrug 150 min. Während bei den unbehandelten Tieren die Hirndurchblutung zunehmend bis zum Durchblutungsstillstand abnahm und der zerebrovaskuläre Widerstand anstieg, änderte sich die Hirndurchblutung in der mit Flunarizin behandelten Gruppe nicht, sie lag im Mittel sogar etwas höher als vor der Ischämie. Auch der Gewebesauerstoff stieg weiter an, während sich der zerebrale Gefäßwiderstand nicht änderte.

Mit verschiedenen Modellsituationen untersuchte Amery (1982) die Wirkung unterschiedlicher Substanzen. Bei Injektion einer letalen Dosis von Kaliumcyanid, das den aeroben Metabolismus der Zelle blockiert und so zum Zelltod führt, wirkte Flunarizin protektiv, jedoch nicht Pzotifen und Metysergid. Eine anoxische Hypoxie, d. h. Exposition gegen reinen Stickstoff, überlebten nur mit Flunarizin vorbehandelte Ratten. Eine hyperkapnische Hypoxie, erzeugt durch Einstellen der kontrollierenden Beatmung an der curarisierten Ratte, führte zu Auftreten einer elektrischen Nullinie im EEG. Die Zeit bis zu deren Auftreten war bei vorbehandelten Tieren verlängert und die Erholungszeit, gemessen an der Wiederkehr der elektrischen Aktivität nach Wiederaufnahme der Beatmung, verkürzt. In vergleichenden Untersuchungen nach kompletter zerebraler Ischämie im Tiermodell fanden van Nueten et al. (1982), daß nach Vorbehandlung mit Flunarizin zwar die postischämische Hypoperfusion mäßig verbessert wurde, ein protektiver Effekt aber durch Auftreten von Lungenödem mit nachfolgender Hypoxie zunichte gemacht wurde.

Steen et al. (1983) gaben direkt vor einer 10minütigen kompletten Ischämie, die durch Abklemmen der Aorta erreicht wurde, 10 µ/kg KG Nimodipin intravenös und infundierten unmittelbar mit Beginn der Reperfusion Nimodipin in einer Dosierung von 1 µg/kg KG/min über insgesamt 2 h bei 11 Hunden. Bei 5 Hunden wurden in den ersten Stunden der Reperfusion kontinuierlich die Hirndurchblutung und der $CMRO_2$ gemessen. Im Vergleich

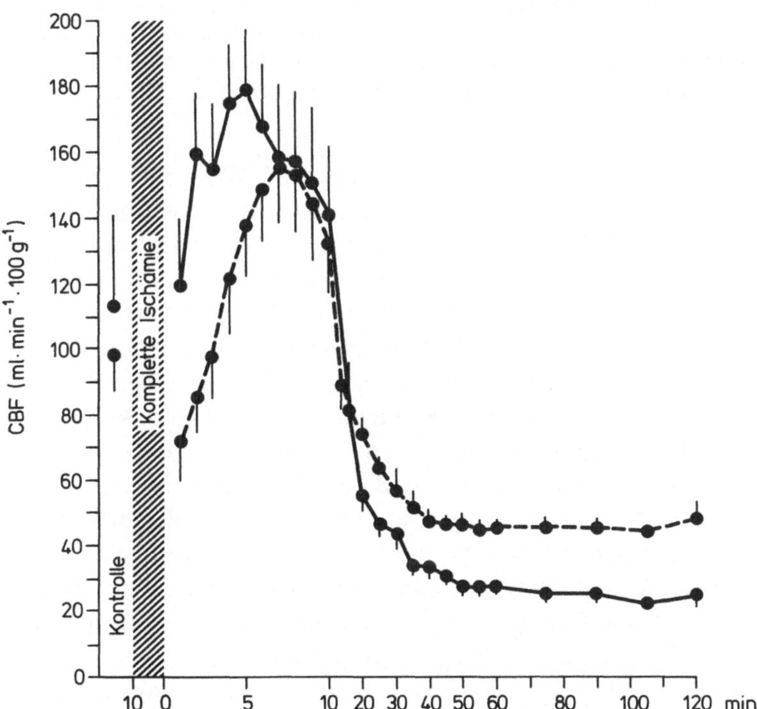

Abb. 3.10. CBF ($\bar{x} \pm$ SEM) vor und nach 10minütiger kompletter Ischämie bei Hunden mit (– – – –) und ohne (———) Nimodipin. Nach initialer reaktiver Hyperämie über 10 min Stabilisierung des CBF weit unter dem Ausgangs-CBF, allerdings signifikant höhere Durchblutung in der Nimodipingruppe. (Aus Steen et al. 1983)

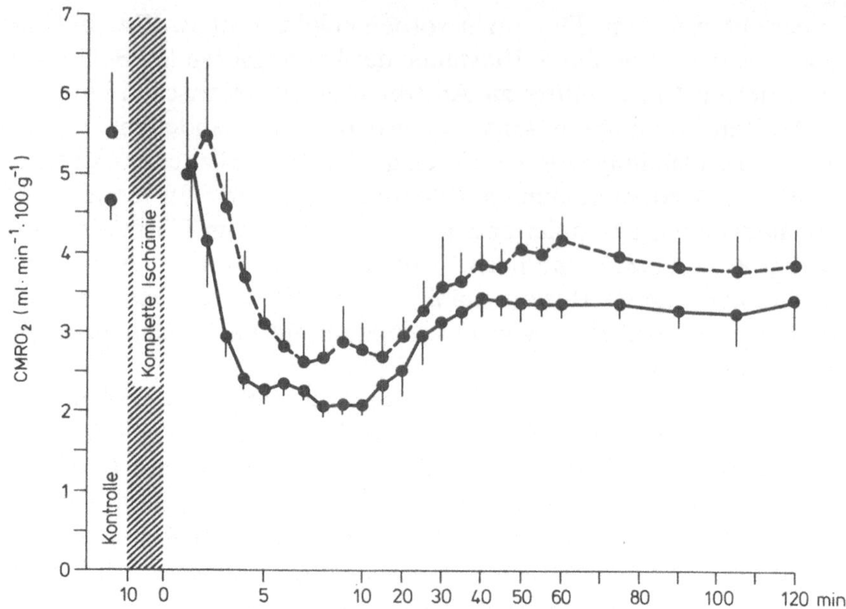

Abb. 3.11. $CMRO_2$ ($\bar{x} \pm$ SEM) vor und nach 10minütiger kompletter Ischämie bei Hunden mit
(– – – –) und ohne (————) Nimodipin. Wenige Minuten nach der Ischämie fällt der $CMRO_2$
unter den Ausgangswert ab. Mit dem nachfolgenden Anstieg kehrt die EEG-Aktivität zurück.
Kein signifikanter Unterschied zwischen beiden Gruppen. (Aus Steen et al. 1983)

zu einer Kontrollgruppe, in der die Durchblutung auf 25% gegenüber den
präischämischen Durchblutungswerten absank, war die postischämische
Hypoperfusion mit etwa 45% gegenüber dem Ausgangswert wesentlich
weniger stark ausgeprägt (Abb. 3.10). Der Sauerstoffverbrauch, gemessen
am $CMRO_2$, wurde hingegen nicht signifikant beeinflußt (Abb. 3.11). 5 mit
Nimodipin behandelte Tiere ließ man 48h überleben. 4 von ihnen wiesen
nach dieser Zeit keine neurologischen Schäden auf, lediglich 1 Hund zeigte
mäßige neurologische Schäden. 6 von 7 Kontrolltieren, die kein Nimodipin
erhalten hatten, starben hingegen oder zeigten schwere neurologische Schäden. Diese Ergebnisse weisen darauf hin, daß die signifikant bessere neurologische Erholung in der Nimodipingruppe am ehesten durch die verbesserte
Rezirkulation in der Phase der postischämischen Hypoperfusion bedingt ist.
Allerdings ist diese Studie unkontrolliert, wobei die gewonnenen Ergebnisse
der mit Nimodipin behandelten Tiere mit denen einer früheren Studie mit
unbehandelten Tieren als Kontrolle verglichen wurden.

Vergleichend wurde Nimodipin mit verschiedenen vasodilatatorisch wirkenden Substanzen an Katzen untersucht (Kazda et al. 1979; Kazda u.
Towart 1982). An Kontrolltieren war die zerebrale Durchblutung nach
7minütiger kompletter Tourniquet-Ischämie zunächst über 30min gesteigert, dann progredient herabgesetzt. 9 von 10 Tieren überlebten nicht länger

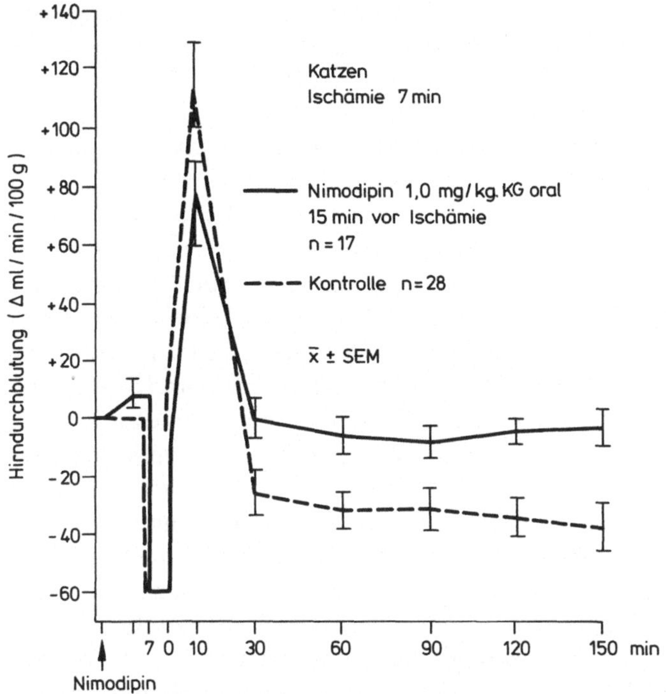

Abb. 3.12. Effekt einer transitorischen globalen zerebralen Ischämie auf die Hirndurchblutung von mit Ketamin anästhesierten Katzen: Verhinderung der postischämischen Hypoperfusion durch Nimodipin. (Aus Kazda u. Torwart 1982)

als 24 h. Vasodilatanzien wie Papaverin, Cinnarizin, Isoxsuprin und Vincamin prolongierten die reaktive Hyperämie, beeinflußten aber die postischämische Hypoperfusion nicht. Unter Nimodipin-Vorbehandlung blieb die Hyperämie unbeeinflußt, während die postischämische Hypoperfusion vermindert werden konnte (Abb. 3.12). Damit überlebten 90% der behandelten Tiere mehr als 24 h.

Während einer 1stündigen globalen zerebralen Oligämie bei Ratten, erzeugt durch bilaterale Karotisligatur und milde Blutdrucksenkung, wurde ebenfalls Nimodipin angewendet (Borzeix u. Cahn 1983). Als sofortige Reaktion zeigte sich ein deutliches Ödem, parallel dazu induzierte eine Kaliumauswaschung eine Membrandepolarisation, die für eine massive intraparenchymale Kalziumakkumulation verantwortlich war. Der hemisphärische zerebrale Blutfluß, gemessen mit ^{133}Xe, war nach 3 Tagen gegenüber den Ausgangswerten um 50% reduziert; das Lernverhalten der Tiere war gestört. Die Gabe von Nimodipin, 1–3 mg/kg KG, beginnend 1 h nach der Ischämie, verhinderte die intrazerebrale Kalziumakkumulation und reduzierte die Störung der Hirnfunktion. Nicardipin in gleichen Dosen erwies sich als weniger effektiv.

Keine günstigen Effekte auf einige elektrophysiologische und biologische Parameter konnten nach längerdauernder isolierter zerebraler Ischämie unter der Gabe von Flunarizin beobachtet werden (Hossmann et al. 1983). Nach kompletter isolierter zerebraler Ischämie von 60 min Dauer, die durch Abklemmen der großen Hirnarterien und Unterbindung der Aa. mammariae internae unter gleichzeitiger Blutdrucksenkung erreicht wurde, erhielten 6 Katzen zunächst vor der Wiedereröffnung des zerebralen Kreislaufs Flunarizin in einer Dosis von 0,1 µg/kg KG/min intravenös über 5 min. Anschließend wurde während der Reperfusionsphase, die sich über 3 h erstreckte, kontinuierlich Flunarizin in einer Dosis von 0,1 µg/kg KG/h infundiert. 6 unbehandelte Katzen dienten als Kontrolle. Trotz Gabe von Flunarizin stieg ebenso wie bei den Kontrolltieren die Kalziumkonzentration im Hirngewebe an. In den Gebieten, in denen der mittels Biolumineszenz gemessene ATP-Gehalt postischämisch normale Werte erreichte, lag die Kalziumkonzentration nach 3 stündiger Perfusion um ca. 35% über dem Kontrollwert, während in Hirnarealen mit verminderter ATP-Konzentration die Kalziumkonzentration noch höher, und zwar um ca. 80%, über den Kontrollwert anstieg (Abb. 3.13). Auch die Natriumkonzentration im Hirngewebe war nach 3 h gegenüber dem Ausgangswert signifikant erhöht, die Kaliumkonzentration jedoch erniedrigt. Die durch elektrophysiologische Messungen (EEG, evoziertes Potential, pyramidale Reizung) bestimmte funktionale Erholung zeigte keine Unterschiede zwischen den mit Flunarizin behandelten Tieren und der unbehandelten Kontrollgruppe. Diese Befunde weisen darauf hin, daß Gabe von Flunarizin in der angegebenen Dosis die Kalziumakkumulation im Hirngewebe in der Reperfusionsphase nicht verhindert. Ob durch andere Kalziumantagonisten bessere Wirkungen zu erzielen sind, oder ob eine Dosiserhöhung die Kalziumakkumulation im Hirngewebe vermindert oder gar verhindert, ist bisher nicht untersucht worden. Von Yanagihara u. McCall (1982) konnte ebenfalls gezeigt werden, daß die Kalziumkonzentration während inkompletter Ischämie von bis zu 3 h bei Gerbils, bei denen eine beidseitige Karotisligatur vorgenommen worden war, um bis zu 80% anstieg. Daß trotz der beschriebenen postischämischen Erhöhung der Kalziumkonzentration im Hirngewebe die ATP-Konzentration in manchen Gewebsarealen in der Studie von Hossmann et al. (1983) normal war, ist überraschend. Wahrscheinlich ist die mitochondriale Kalziumkonzentration nicht erhöht, so daß keine Entkopplung des oxidativen Metabolismus postischämisch während der Rezirkulationsphase eintrat.

Die Wirkungen von Kalziumantagonisten beim experimentellen Hirninfarkt, meist durch Abklemmung der A. cerebri media, sind insgesamt wenig befriedigend. So wurde von Symon et al. (1982) bei Primaten (Papio cynocephalus) die Hirndurchblutung, das extrazelluläre K^+_e und Ca^{++}_e vor und nach Abklemmen der A. cerebri media (MCA) gemessen. 6 Tiere dienten als Kontrolle, bei 12 Tieren wurde bereits vor Unterbindung der MCA

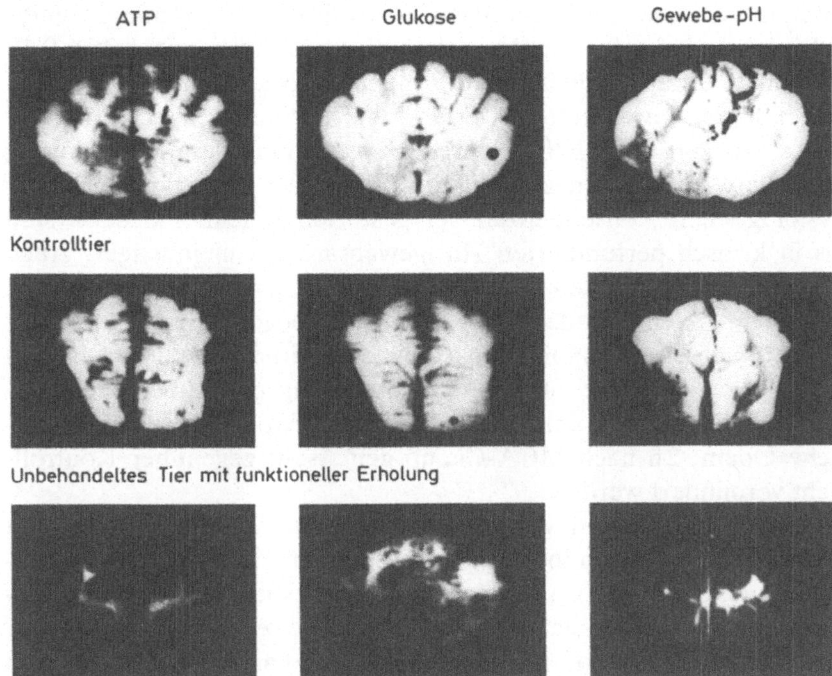

Abb. 3.13. Regionale Konzentration von ATP, Glukose und Gewebe-pH bei einem Kontrolltier *(oberes Bild)*, einem unbehandelten Tier mit funktioneller Erholung *(mittleres Bild)* und bei einem mit Flunarizin behandelten Tier ohne funktionelle Erholung *(unteres Bild)* nach 1stündiger, kompletter zerebraler Ischämie und 3stündiger Rezirkulation. Hohe Glukose- und ATP-Konzentration sind durch eine verstärkte Biolumineszenz gekennzeichnet, der niedrige pH durch eine verminderte Umbelliferone-Fluoreszenz (370 nm). (Aus K.-A. Hossmann et al. 1983)

Nimodipin in einer Dosis von 0,6 µg/kg KG/min infundiert. Unter Nimodipininfusion stieg vor MCA-Unterbindung die Hirndurchblutung signifikant um etwa 25% an, allerdings war die CO_2-Reaktivität stark vermindert. Unmittelbar nach Unterbindung der MCA fiel die Durchblutung im Operculum bei den Kontrolltieren auf ca. 15 ml/100 g/min ab, bei den mit Nimodipin behandelten Tieren nur auf 30 ± 18 ml/100 g/min, bei nicht signifikant unterschiedlichem Ausgangswert. Im weiteren Verlauf bestand jedoch kein signifikanter Unterschied in der Durchblutungsgröße zwischen den mit Nimodipin behandelten und den Kontrolltieren. Die Ursache könnte in einer signifikant stärkeren Ödementwicklung in der Nimodipingruppe zu suchen sein. Ebenso wie bei den Kontrolltieren fiel unter Nimodipin das Ca^{++}_e im ischämischen Gewebe erst dann ab, wenn das K^+_e auf Werte von 13,4 ± 5,8 mmol angestiegen war. Bei Durchblutungswerten von 6–16 ml/100 g/min lag das K^+_e unter Nimodipin mit 33 ± 23 mmol signifikant höher als bei den unbehandelten Tieren mit 6,6 ± 3,7 mmol ($p < 0,025$). Umgekehrt war bei den mit Nimodipin behandelten Tieren das Ca^{++}_e mit $0,71 \pm 0,53$ mmol signifikant niedriger als bei den unbehandelten Kontrolltieren mit $1,26 \pm 0,18$ mmol ($p < 0,05$). Offensichtlich ist die Ionenhomöostase unter Nimodipin bereits bei höheren Durchblutungswerten gestört. Nimodipin scheint demnach zwar einen günstigen Effekt durch Umverteilung der Durchblutung von normal durchbluteten in ischämische Hirnareale zu verursachen, die pathophysiologischen Konsequenzen der gestörten Ionenhomöostase sind allerdings in kritisch perfundierten Hirngewebsarealen ungünstiger. Auch Hossmann et al. (1980) fanden bei Prüfung verschiedener Therapieformen, die 15 min nach Abklemmen der MCA bei Katzen begonnen wurden, unter Nimodipin bis auf einen mäßigen Anstieg der Hirndurchblutung in den ischämischen Arealen keine funktionelle Besserung gegenüber den Kontrolltieren. Insbesondere konnte auch in diesen Experimenten das postischämische Ödem, 2h nach MCA-Clamp gemessen, gegenüber Kontrolltieren nicht vermindert werden.

Die topische Applikation von Nifedipin auf kortikale Arteriolen und Venulen erzeugte bei Katzen in vivo eine ausgeprägte dosisabhängige Vasodilatation (Brandt et al. 1983). Die dilatatorische Wirkung verhielt sich umgekehrt proportional zum arteriolären Durchmesser. Die venuläre Dilatation war durch Nifedipin weniger stark, aber länger anhaltend als die arterioläre. Bei fokaler Ischämie, durch Abklemmen der A. cerebri media transorbital, fiel unmittelbar nach der Unterbindung zunächst eine arterioläre Dilatation der pialen Arterien im ischämischen Gebiet auf, etwa 2–9 min nach Unterbindung entwickelte sich dann jedoch eine zunehmende Vasokonstriktion. Diese konstringierten Gefäße ließen sich durch topische Applikation von Nifedipin dosisabhängig erweitern. Die Tatsache, daß sich die arterioläre Vasokonstriktion nach Unterbindung der A. cerebri media durch Nifedipin

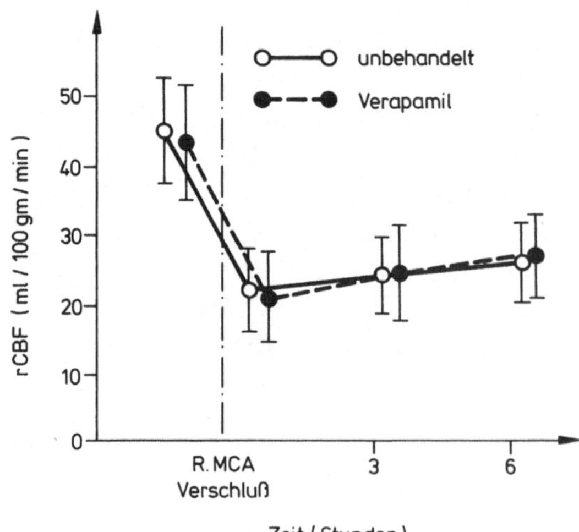

Abb. 3.14. rCBF bei Katzen (rechts parietal) vor und nach MCA-Verschluß. (Aus Reedy et al. 1983)

aufheben läßt, spricht für eine kalziumabhängige Vasokonstriktion als Folge
der Ischämie. Reedy et al. (1983) untersuchten, ob Verapamil eine protek-
tive Wirkung auf das ischämische Hirn besitzt. Bei 10 Katzen wurde bereits
1h vor Unterbindung der A. cerebri media mit einer intrakarotidalen Infusion von Verapamil in einer Dosis von 0,2 mg/kg KG/h begonnen sowie unmittelbar vor der Unterbindung 0,5 mg/kg KG Verapamil direkt in die A.
carotis injiziert. Nach der Unterbindung wurde die Infusion für weitere 6h
fortgesetzt. 10 Tiere dienten als Kontrolle. Vor und nach Unterbindung der
A. cerebri media fanden sich keine signifikanten Änderungen der Hirndurchblutung und des EEGs gegenüber den Kontrolltieren (Abb. 3.14).
Auch wurde die Bluthirnschrankenstörung durch Verapamil nicht beeinflußt. Schwere histologisch nachweisbare Hirngewebsschäden ließen sich in
$44 \pm 17\%$ der unbehandelten, gegenüber $44 \pm 20\%$ der mit Verapamil
behandelten Gruppe nach 6h nachweisen.

3.6 Klinische Studien mit Kalziumantagonisten beim Hirninfarkt

In klinischen Studien konnte die vasodilatatorische Wirkung von Nimodipin
durch Auer et al. (1983) bestätigt werden. Bei 16 Patienten mit Hirninfarkt
(„completed stroke"; $n = 11$) oder TIA ($n = 5$) mit angiographisch nachge-
wiesenem Karotisverschluß oder hochsitzendem Zerebralarterienverschluß
wurden intraoperativ vor Anlegen eines IC-EC-Bypasses die Pialarterien
mit einem Durchmesser $> 70 \mu$ und $< 70 \mu$ vitalmikroskopisch untersucht. In
doppelblinder Anordnung erhielten die Patienten eine 10minütige intravenöse Infusion mit Nimodipin 1 µg/kg KG/min oder Plazebo. Unter Nimodipin nahm der Gefäßdurchmesser der Pialarterien insgesamt um $+8,1 \pm 1,4\%$
nach 5min und $+6,3 \pm 2,4\%$ nach 10min zu, gegenüber $-1,4 \pm 1,3\%$ nach
5min und $+1,6 \pm 1,4\%$ nach 10min in der Plazebogruppe. Bei Pialarterien
$< 70 \mu$ war der Effekt noch wesentlich ausgeprägter. Hier betrug die Zunahme des Durchmessers $+18,4 \pm 4,9\%$ nach 5min und $+12,9 \pm 4,1\%$ nach
10min. Pialarterien $> 70 \mu$ zeigten keine signifikanten Unterschiede unter
der Infusion von Nimodipin gegenüber der Plazeboinfusion. Auch die pialen
Venen zeigten keine signifikanten Änderungen. Unter dieser Nimodipin-
dosis von 1 µg/kg KG/min fiel der mittlere arterielle Blutdruck nicht wesentlich ab.
   Messung der Hirndurchblutung mit ^{133}Xe bei 10 Patienten mit frischem
Hirninfarkt wurde vor und nach intravenöser Injektion einer Einzeldosis von
Nimodipin in einer Dosis von 15 µg/kg KG ($n = 5$) bzw. 30 µg/kg KG ($n = 5$)
durchgeführt (Gelmers 1982). Entsprechend den von Auer et al. (1983)
erhobenen vitalmikroskopischen Befunden ließ sich eine dosisabhängige
Zunahme der Hirndurchblutung um $3,0 \pm 1,2$ ml/100 g/min nach 15 µg/kg KG

Nimodipin und um $7,6 \pm 3,3$ ml/100 g/min nach 30 µg/kg KG nachweisen. Bei 3 Patienten war die Zunahme der Durchblutung so hoch, daß ein inverses Steal-Phänomen angenommen werden konnte. Auch Gaab et al. (1982) konnten bei 25 Patienten mit TIA und PRIND, bzw. kleineren Hirninfarkten, 60 min nach oraler Einnahme von Nimodipin in einer Dosis von 40, 60 oder 80 mg eine signifikante Durchblutungszunahme um ca. 6% in der betroffenen Hirnhemisphäre mit der ^{133}Xe-Inhalationsmethode messen, ohne daß sich der pCO_2 änderte.

Über erste klinische Ergebnisse berichtet Gelmers (1984). 60 Patienten mit ischämischem Schlaganfall wurden in randomisierter Reihenfolge entweder mit 10% Dextran 500 ml über 5 Tage oder mit Nimodipin 3×120 mg über 28 Tage behandelt. Die mit dem neurologischen Score nach Matthews et al. (1976) gemessenen neurologischen Befunde zeigten eine signifikant bessere und schnellere Rückbildung der neurologischen Defizite in der Nimodipingruppe.

3.7 Zusammenfassung

Zusammenfassend muß festgestellt werden, daß es sicherlich schwierig ist, die experimentellen Ergebnisse mit den klinischen zu vergleichen. Die tierexperimentellen Befunde einer Vasodilatation und leichter Zunahme der Hirndurchblutung in ischämischen Hirnarealen ohne Entstehung eines Steal-Phänomens ließen sich auch klinisch bestätigen. Ein Vergleich der klinischen und tierexperimentellen Veränderungen bezüglich der funktionellen Erholung ist kaum möglich, da der Beobachtungszeitraum bei experimentellem Infarkt meist nur wenige Stunden beträgt, während sich beim klinischen Infarkt die Verlaufsbeobachtung über Wochen erstreckt und natürlich wesentlich komplexere Hirnfunktionen überprüft werden. Die Befunde von Gelmers (1984) scheinen vielversprechend, müssen allerdings durch größere multizentrische Doppelblindstudien abgeklärt werden.

Literatur

Amery WK (1982) Brain hypoxia in migraine: Pathophysiologic and therapeutic implications. J Cereb Blood Flow Metabol [Suppl 1] 2:62–65

Ames A III, Wright RL, Kowada M, Thurston JM, Majno G (1968) Cerebral ischemia. II. The no-reflow phenomenon. Am J Pathol 52:437–453

Astrup J (1983) Membrane stabilization and protection of the ischemic brain. In: Wiedemann K, Hoyer S (eds) Brain protection. Morphological, pathophysiological and clinical aspects. Springer, Berlin Heidelberg New York, pp 31–37

Auer LM, Oberbauer RW, Schalk HV (1983) Human pial vascular reactions to intravenous nimodipine-infusion during EC-IC bypass surgery. Stroke 14:210–213

Borzeix MG, Cahn J (1983) The effect of the calcium entry blockers nimodipine and nicardipine on the subacute biochemical and functional consequences of a transient cerebral oligemia in the rat. Arch Pharmacol [Suppl] 324:R46

Brandt L, Ljunggren B, Andersson KE, Edvinsson L, MacKenzie E, Tamura A, Teasdale G (1983) Effects of topical application of a calcium antagonist (Nifedipine) on feline cortical pial microvasculature under normal conditions and in focal ischemia. J Cerebral Blood Flow Metabol 3:44–50

Branston NM, Symon L, Crockard HA, Pasztor E (1974) Relationship between the cortical evoked potential and local cortical blood flow following acute middle cerebral artery occlusion in the baboon. Exp Neurol 45:195–208

Branston NM, Strong AJ, Symon L (1977) Extracellular potassium activity, evoked potential and tissue blood flow: relationships during progressive ischaemia in baboon cerebral cortex. J Neurol Sci 32:305–321

Canadian Cooperative Study Group (1978) A randomized trial of aspirin and sulfinpyrazone in threatened stroke. N Engl J Med 299:53–59

Candelise L, Landi G, Perrone P, Bracchi M, Brambilla G (1982) A randomized trial of aspirin and sulfinpyrazone in patients with TIA. Stroke 13:175–179

Farber JL, Chien KR, Mittnacht S Jr (1981) The pathogenesis of irreversible cell injury in ischemia. Am J Pathol 102:271–281

Fields WS, Lemak NA, Frankowski RF, Hardy RJ (1977) Controlled trial of aspirin in cerebral ischemia. Stroke 8:301–316

Gaab MR, Brawanski A, Bockhorn J, Haubitz I, Rode ChP, Maximilian VA (1982) Calcium antagonism: A new therapeutic principle in stroke and cerebral vasospasm? rCBF Bull 3:47–51

Gelmers HJ (1982) Effect of nimodipine (Bay e 9736) on postischaemic cerebrovascular re-activity, as revealed by measuring regional cerebral blood flow (rCBF). Acta Neurochir 63:283–290

Gelmers HJ (1984) Cerebrovascular effect of nimodipine in patients with acute ischemic stroke. V. South East European Conference for Neurology and Psychiatry, 21th–24th September 1983, Graz, Austria. (In Druck)

Genton E, Barnett HJM, Fields WS, Gent M, Hoak JC (1977) Cerebral ischaemia: The role of thrombosis and of antithrombotic therapy. Stroke 8:150–175

Ginsberg MD, Budd WW, Welsh FA (1978) Diffuse cerebral ischemia in the cat: I. Local blood flow during severe ischemia and recirculation. Ann Neurol 3:482–492

Hallenbeck JM (1977) Prevention of postischemic impairment of microvascular perfusion. Neurology 27:3–10

Hallenbeck JM, Furlow TW Jr (1979) Prostaglandin I_2 and indomethacin prevent impairment of post-ischemic brain reperfusion in the dog. Stroke 10:629–637

Hansen AJ (1981) Extracellular ion concentrations in cerebral ischemia. In: Zeuther T (ed) The application of ion-selective microelectrodes. Elsevier/North Holland, New York, pp 239–254

Harris RJ, Symon L, Branston NM, Bayhan M (1981) Changes in extracellular calcium activity in cerebral ischaemia. J Cereb Blood Flow Metabol 1:203–209

Hass WK (1981) Beyond cerebral blood flow, metabolism and ischemic thresholds: An examination of the role of calcium in the initiation of cerebral infarction. In: Meyer JS, Lechner H, Reivich M, Ott EO, Aranibar A (eds) Cerebral vascular disease. Proceedings of the 10th Salzburg Conference on Cerebral Vascular Disease, vol 3. Excerpta Medica, Amsterdam, pp 3–17

Heiss WD (1983) Flow thresholds of functional and morphological damage of brain tissue. Stroke 14:329–331

Hertz L (1981) Features of astrocyte function apparently involved in the response of the central nervous system to ischemia-hypoxia. J Cereb Blood Flow Metabol 1:143–154

Himwich HE (1951) Brain metabolism and cerebral disorder. Williams & Wilkins, Baltimore

Hossmann KA, Kleihues P (1973) Reversibility of ischemic brain damage. Arch Neurol 29:375–382

Hossmann KA, Lechtape-Grüter H, Hossmann V (1973) The role of cerebral blood flow for the recovery of the brain after prolonged ischemia. Z Neurol 204:281–299

Hossmann KA, Sakaki S, Kimoto K (1976) Cerebral uptake of glucose and oxygen in the cat brain after prolonged ischemia. Stroke 7:301–305

Hossmann KA, Hossmann V (1977) Coagulopathy following experimental cerebral ischemia. Stroke 8:249–254

Hossmann KA, Matsuoka Y, Blöink M, Fitzgerald G, Hossmann V (1980) Treatment of experimental infarction of the cat brain. Scientific International Research (SIR) Proc Int Cerebrovascular Diseases. Pergamon Press, New York Oxford Toronto Sydney Frankfurt Paris, pp 427–434

Hossmann KA, Paschen W, Csiba L (1983) Relationship between calcium accumulation and recovery of cat brain after prolonged cerebral ischemia. J Cereb Blood Flow Metabol 3:346–353

Hossmann V, Hossmann KA (1973) Return of neuronal functions after prolonged cardiac arrest. Brain Res 60:423–438

Hossmann V, Zülch KJ (1979) Circadian variations of hemodynamics and stroke. In: Zülch KJ, Kaufmann W, Hossmann KA, Hossmann V (eds) Brain and heart infarct II. Springer, Berlin Heidelberg New York, pp 171–180

Hossmann V, Hossmann KA, Takagi S (1980) Effect of intravascular platelet aggregation on blood recirculation following prolonged ischemia of the cat brain. J Neurol 222:159–170

Kazda S, Hoffmeister F, Garthoff B, Towart R (1979) Prevention of the postischaemic impaired reperfusion of the brain by nimodipine (BAY e 9736). Acta Neurol Scand [Suppl 72] 60:302–303

Kazda S, Towart R (1982) Nimodipine: a new calcium antagonistic drug with a preferential cerebrovascular action. Acta Neurochir 63:259–265

Klatzo I (1979) Cerebral oedema and ischaemia. In: Smith WT, Cavanagh LB (eds) Recent advantages in neuropathology. Churchill Livingstone, Edinburgh, pp 27–39

Kofke WA, Nemoto EM, Hossmann KA, Taylor F, Kessler PD, Stezoski SW (1979) Brain blood flow and metabolism after global ischemia and post-insult thiopental therapy in monkeys. Stroke 10:554–560

Marshall J (1977) Diurnal variation in occurrence of stroke. Stroke 8:230–231

Matthews WB, Oxbury JM, Grainger KMR, Greenhall RCD (1976) A blind controlled trial of dextran 40 in the treatment of ischaemic stroke. Brain 99:193–206

Myers RE (1979a) Lactic acid accumulation as a cause of brain edema and cerebral necrosis resulting from oxygen deprivation. In: Korobkin R, Guilleminault G (eds) Advances in perinatal neurology. Spectrum Publishers, New York, pp 85–114

Myers RE (1979b) A unitary theory of causation of anoxic and hypoxic brain pathology. In: Fahn S, Davis JN, Rowland LP (eds) Cerebral hypoxia and its consequences. Advances in neurology, vol 26. Raven Press, New York, pp 195–213

Nordström CH, Siesjö BK (1977) Regulation of brain energy metabolism under normoxic and hypoxic conditions. In: Zülch KJ, Kaufmann W, Hossmann KA, Hossmann V (eds) Brain and heart infarct. Springer, Berlin Heidelberg New York, pp 33–38

Nordström CH, Rehncrona S, Siesjö BK (1978a) Restitution of cerebral energy state, as well as glycolytic metabolites, citric acid cycle intermediates and associated amino acids after 30 minutes of complete ischemia in rats anesthetized with nitrous oxide or phenobarbital. J Neurochem 30:479–486

Nordström CH, Rehncrona S, Siesjö BK (1978b) Effects of phenobarbital in cerebral ischemia. Part II: Restitution of cerebral energy state, as well as glycolytic metabolites, citric acid cycle intermediates and associated amino acids after pronounced incomplete ischemia. Stroke 9:335–343

Nowicki JP, MacKenzie ET, Young AR (1982) Brain ischaemia calcium and calcium antagonists. Pathol Biol 30:282–288

Olsen TS, Larsen B, Herning M, Bech Skriver E, Lassen NA (1983) Blood flow and vascular reactivity in collaterally perfused brain tissue. Stroke 14:332–341

Opitz E, Schneider M (1950) Über die Sauerstoffversorgung des Gehirns und den Mechanismus von Mangelwirkungen. Ergebn Physiol 46:126–260

Reedy DP, Little JR, Capraro JA, Slugg RM, Lesser RP (1983) Effects of verapamil on acute focal cerebral ischemia. Neurosurgery 12:272–276

Rehncrona S, Abdul-Rahman A, Siesjö BK (1979) Local cerebral blood flow in the postischemic period. Acta Neurol Scand [Suppl 72] 60:294–295

Rehncrona S, Rosen I, Siesjö BK (1980) Excessive cellular acidosis: an important mechanism of neuronal damage in the brain. Acta Physiol Scand 110:435–437

Schanne FAX, Kane AB, Young EE, Farber JL (1979) Calcium dependence of toxic cell death: a final common pathway. Science 206:700–702

Shinohara M, Dollinger B, Brown G, Rapoport S, Sokoloff L (1979) Cerebral glucose utilization: local changes during and after recovery from spreading cortical depression. Science 203:188–190

Siesjö BK (1981) Cell damage in the brain: A speculative synthesis. J Cereb Blood Flow Metabol 1:155–185

Snyder JU, Nemoto EM, Carroll RG, Safar P (1975) Global ischemia in dogs: Intracranial pressures, brain blood flow and metabolism. Stroke 6:21–27

Steen PA, Newberg LA, Milde JH, Michenfelder JD (1983) Nimodipine improves cerebral blood flow and neurologic recovery after complete cerebral ischemia in the dog. J Cereb Blood Flow Metabol 3:38–43

Symon L, Pasztor E, Branston NM (1974) The distribution and density of reduced cerebral blood flow following acute middle cerebral artery occlusion—an experimental study by the technique of hydrogen clearance in baboons. Stroke 5:355–364

Symon L, Harris RJ, Branston NM (1982) Calcium ions and calcium antagonists in ischaemia. Acta Neurochir 63:267–275

van den Kerckhoff W, Hossmann KA, Hossmann V (1983) No effect of prostacyclin on blood flow, regulation of blood flow and blood coagulation following global cerebral ischemia. Stroke 14:724–730

van Nueten JM, De Ridder W, van Beek J (1982) Hypoxia and spasms in the cerebral vasculature. J Cereb Blood Flow Metabol [Suppl 1] 2:29–31

van Reempts J, Borgers M, van Dael L, van Eyndhoven J, van de Ven M (1983) Protection with flunarizine against hypoxic-ischaemic damage of the rat cerebral cortex. A quantitative morphologic assessment. Arch Int Pharmacodyn 262:76–88

White BC, Gadzinski DS, Hoehner PJ, Krome C, Hoehner T, White JD, Trombley JH Jr (1982) Effect of flunarizine on canine cerebral cortical blood flow and vascular resistance post cardiac arrest. Ann Emerg Med 11:119–126

White BC, Winegar CD, Wilson RF, Krause GS (1983) Calcium blockers in cerebral resuscitation. J Trauma 23:788–793

Wieloch T, Siesjö BK (1982) Ischemic brain injury: The importance of calcium, lipolytic activities, and free fatty acids. Pathol Biol 30:269–277

Wolfe LS (1982) Eicosanoids: prostaglandins, thromboxanes, leukotrienes, and other derivates of carbon-20 unsaturated fatty acids. J Neurochem 38:1–14

Yamamoto M, Shima T, Uozumi T, Sogabe T, Yamada K, Kawasaki T (1983) A possible role of lipid peroxidation in cellular damages caused by cerebral ischemia had the protective effect of α-topherol administration. Stroke 14:977–982

Yanagihara T, McCall JT (1982) Ionic shift in cerebral ischemia. Life Sci 30:1921–1925

Zimmermann V, Hossmann V, Hossmann KA (1975) Intracranial pressure after prolonged cerebral ischemia. In: Lundberg N, Pontén U, Brock M (eds) Intracranial pressure II. Springer, Berlin Heidelberg New York, pp 177–182

Zülch KJ (1980) Cerebrovascular pathology and pathogenesis as a basis of neuroradiological diagnosis. In: Diethelm L, Wende S (eds) Roentgen diagnosis of the central nervous system, part 1. Springer, Berlin Heidelberg New York, pp 1–192

4 Hirnorganisches Psychosyndrom und chronische Hirnleistungsschwäche

J. Grötz

4.1 Einleitung: Epidemiologie und Klinik des hirnorganischen Psychosyndroms

Über das Vorkommen der Hirnleistungsschwäche bzw. des hirnorganischen Psychosyndroms in der Bevölkerung liegen nicht sehr viele Angaben vor. Untersuchungen zu dieser Thematik stützen sich auf Erhebungen an Patienten, die aus verschiedensten Gründen hospitalisiert waren. Diese Gruppe ist natürlich nicht für die Fragestellung repräsentativ, da sie insofern vorselektioniert ist, als in ihr Risikofaktoren und Allgemeinerkrankungen, die ihrerseits das Vorkommen eines hirnorganischen Psychosyndroms begünstigen oder verursachen können, gehäuft auftreten. Auch bei Bewohnern von Altersheimen ist dieser Faktor nicht auszuschließen.

Tatsache ist, daß sich das hirnorganische Psychosyndrom mit zunehmendem Alter in rasch ansteigender Häufigkeit zeigt. Während es bei 65- und 70jährigen in 2,4% vertreten ist, findet es sich bei über 80jährigen bereits bei 22% (Kay 1972, zit. nach Kanowski u. Coper 1982). Eine Übersicht von Lauter (1972, zit. nach Kanowski u. Coper 1982), die sich auf Studien aus mehreren Ländern stützt, die vorwiegend an der Wohnbevölkerung gewonnen wurden, zeigt ein leichtgradiges organisches Psychosyndrom bei zwischen 5,7% und 15,4% der Untersuchten. Senile Demenz lag in 2,5–6,8% vor. Die Ergebnisse beziehen sich auf Psychosyndrome vaskulärer und nichtvaskulärer Grundlage. Einen epidemiologischen Hinweis auf die Bedeutung der Arteriosklerose der Zerebralarterien mag die aus Erhebungen mehrerer Autoren hervorgehende Prävalenz von Strömungsgeräuschen an der A. carotis bei asymptomatischen Patienten darstellen, die mit 1,8–17,0% in den Altersgruppen zwischen 30 und 70 Jahren angegeben wird (Fratiglioni et al. 1983), wobei zu berücksichtigen ist, daß hiermit nur eine von mehreren möglichen Gefäßlokalisationen der Arteriosklerose erfaßt ist.

Diese Zahlen verdeutlichen die Breite des Problems. Auf die weitgehenden sozialen, psychologischen und psychiatrischen Folgen, gerade in Industrieländern mit ihrer charakteristischen Altersstruktur, kann in diesem Rahmen nicht weiter eingegangen werden.

Die Symptomatologie des hirnorganischen Psychosyndroms, das nosologisch keine einheitliche Erkrankung darstellt, sondern als das klinische Korrelat körperlich bedingter Psychosen, ungeachtet ihrer Ätiologie, definiert ist (Kanowski u. Coper 1982), läßt sich in mehreren Symptomkomplexen zusammenfassen (Lauter 1973, zit. nach Kanowski u. Coper 1982; Poeck 1972; Schenk et al. 1982; Scheid 1980; Toole u. Patel 1974):

1. Hirnleistungsschwäche: Hierzu gehören − zunächst diskret ausgeprägt − Störungen des Gedächtnisses, vornehmlich für neue Inhalte, der Konzentrationsfähigkeit, der Auffassungsgabe, der Orientierung. Störungen des Denkablaufs führen zu Gedankenarmut, Perseveration und Kritiklosigkeit.

2. Persönlichkeitsveränderungen mit Verlust oder Hervorhebung von Persönlichkeitsmerkmalen. Hierzu gehören auch Stimmungsschwankungen, Affektlabilität, Einengung der Interessen, Initiativverlust, Hypochondrie.

3. Demenzen: Defekte der mnestischen und intellektuellen Fähigkeiten, Störungen des Auffassungs- und Kritikvermögens, des logischen und zusammenhängenden Denkens, Verlust der Merkfähigkeit, Konfabulation, Desorientiertheit, Verwirrung, Apathie.

Somatische Symptome bestehen z. B. in Schwindel, Kopfschmerzen, Schlafstörungen. Fokal betonte Störungen können sich je nach Sitz der Läsion durch besonders hervorgehobene Symptome, so z. B. Persönlichkeitsveränderungen bei Befall des Frontallappens, kortikale Blindheit, extrapyramidale Störungen, hirnorganische Anfälle und zunehmende Abnahme intellektueller Fähigkeiten bei Befall des Temporal- und Okzipitallappens, Pseudobulbärparalyse mit Dysarthrie, Dysphagie und Persönlichkeitsveränderungen sowie mimischer Starre bei Befall des Hirnstamms manifestieren.

Eindeutige Zuordnungen bezüglich Lokalisation und Ausmaß der zugrundeliegenden Schädigung bei gegebener Symptomatik werden nicht zuletzt dadurch erschwert, daß die zerebralen Funktionsreserven bzw. die „Plastizität" der Hirnfunktionen, die gleichzeitig Ziel therapeutischer Intervention sein sollen (Schenk et al. 1982), Defizite mildern oder kompensieren können.

Es wird angenommen, daß der größte Teil, etwa ⅔ der Demenzen auf degenerativer, etwa ⅓ auf vaskulärer Ursache beruht. Unterscheidungen aufgrund des klinischen Bilds sind nur bedingt möglich. Eine langsame Zunahme der Symptome spricht eher für eine senile bzw. präsenile Demenz vom Alzheimer-Typ, während schubweiser Verlauf für eine vaskuläre Genese im Sinne der Multiinfarktdemenz spricht. Symptomatologisch stehen bei der ersten Gruppe Störungen der Merkfähigkeit ohne Störungen von Affekten und Persönlichkeit im Vordergrund, während diese bei vaskulärer Demenz meist ausgeprägt sind. Diffus lokalisierte klinische Störungen haben meist arteriosklerotische Veränderungen der kleinen Gefäße zur

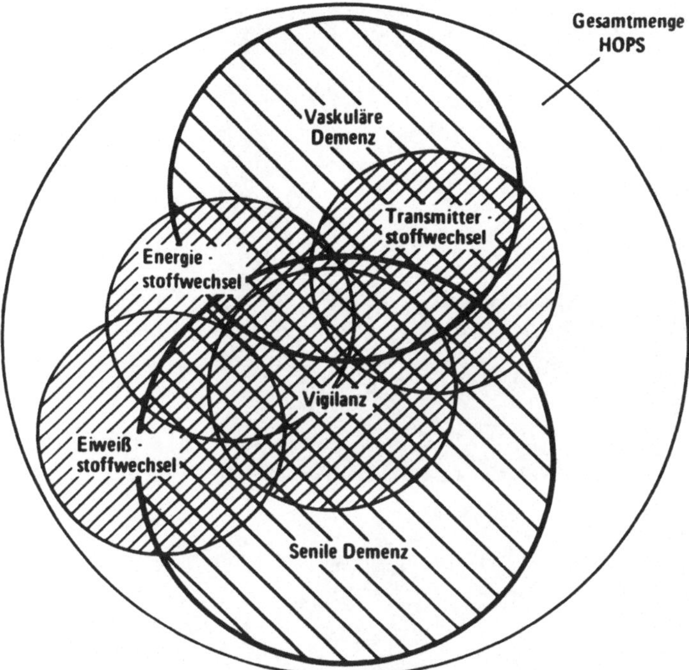

Abb. 4.1. Überschneidungen in Ätiologie und Pathogenese des HOPS. (Aus Kanowski u. Coper 1982)

Grundlage, wobei sich multiple kleine Infarkte im Bereich innerer Kapsel, Stammganglien, Pons und Kleinhirn (Status lacunaris) finden (Flügel 1981).

Neben zerebralen Erkrankungen kommen auch andere Erkrankungen für die Ätiologie des hirnorganischen Psychosyndroms in Frage (Abb. 4.1).

4.2 Morphologie des hirnorganischen Psychosyndroms

Bei der Definition pathologischer morphologischer Veränderungen des hirnorganischen Psychosyndroms ergeben sich ähnliche Schwierigkeiten wie bei der Beurteilung klinischer Symptome. Auch die morphologischen Veränderungen des Gehirns beim hirnorganischen Psychosyndrom stellen teilweise nur quantitative Abweichungen von den normalen Altersveränderungen dar.

Über normale morphologische Veränderungen an Hirn und Hirngefäßen berichteten Ferszt u. Gertz (1982; weitere Literatur s. dort). An makroskopischen Veränderungen finden sich Atrophie des Gesamthirns, Atrophie der Großhirnrinde (die mit der Computertomographie leicht erfaßbar ist), Er-

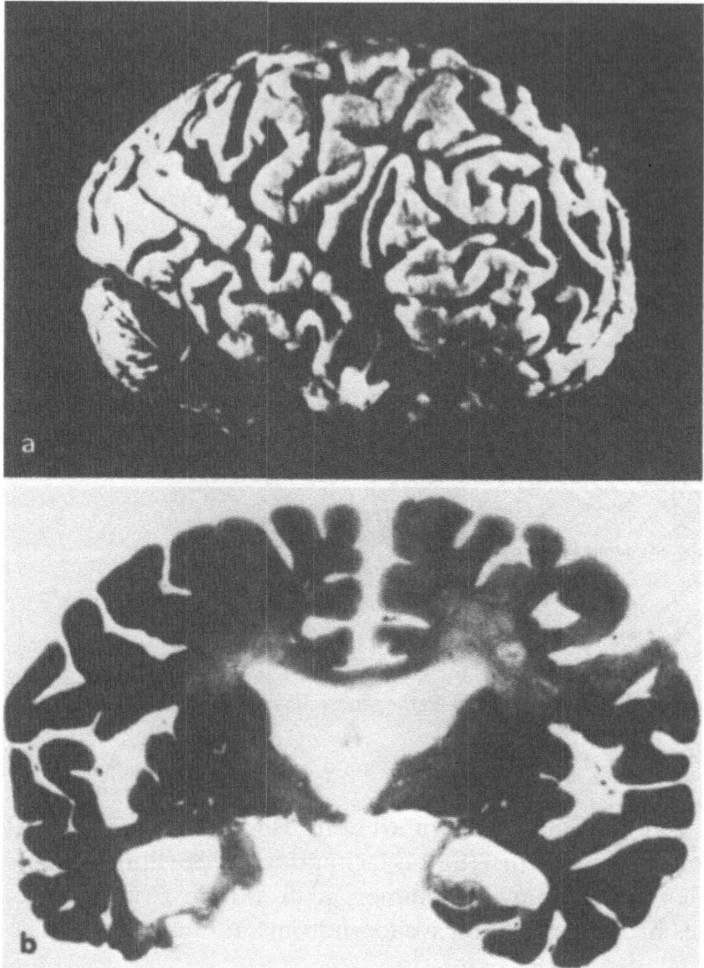

Abb. 4.2. Temporoparietale Atrophie bei Morbus Alzheimer (Mensch). (Aus Ferszt u. Gertz 1982)

weiterung der Ventrikel und mikroskopische Veränderungen, wie z. B. Reduktion der Zellzahl. Abbildung 4.2 zeigt einen Schnitt durch ein Gehirn eines Patienten mit Morbus Alzheimer.

Vaskuläre arteriosklerotische Veränderungen zeigen zwar eine Beziehung zum Alter, aber das Alter ist nicht zwangsläufig mit solchen Veränderungen verbunden. Inwieweit hirnatrophische Prozesse Folge der Arteriosklerose sind, ist oft schwer zu sagen. Chronische Störungen der Mikrozirkulation führen zu mikroskopischen Veränderungen, die von physiologischen Altersveränderungen oft nur schwer zu unterscheiden sind. Eine typische Altersveränderung stellt die Einlagerung von Lipofuszin dar. Das Auftreten der kongophilen Angiopathie (Einlagerung von Amyloidprotein in die Gefäße) wird nicht selten im Gehirn Gesunder im hohen Alter gefunden. Granulovakuoläre Degeneration der Neuronen oder Einlagerung von Fibrillen dagegen sind Befunde, die zwar im Alter vorkommen, aber gehäuft bei Demenz vom Alzheimer-Typ gefunden werden. Bei dieser Erkrankung beträgt ihre Zahl ein Vielfaches im Vergleich zu Gesunden (Ball u. Lo 1977).

Insgesamt sind die morphologischen Unterschiede von Befunden bei Dementen und Nichtdementen quantitativer Natur. Die gleichen Befunde wie beim normalen Altersprozeß in stärkerer Ausprägung finden sich bei Sektionen in der Mehrzahl klinisch Dementer; ca. 20% weisen Zeichen multipler ischämischer Schädigungen (Multiinfarktsyndrom) auf, ein noch kleinerer Prozentsatz wird durch andere Störungen wie schwere Allgemeinerkrankungen, endokrine Störungen, intrakranielle Raumforderung u. a. gekennzeichnet (Ferszt u. Gertz 1982).

Eine Untersuchung von 50 Gehirnen dementer Patienten (56–92 Jahre alt) durch Tomlinson et al. (1970) ging der Frage der morphologischen Veränderungen nach und setzte sie in Beziehung zu einer nichtdementen Kontrollgruppe. Makroskopisch fand sich bei 16 Gehirnen eine generalisierte Atrophie, bei 14 eine Temporallappenatrophie; beides kam in der Kontrollgruppe nicht vor; Ventrikeldilatation war signifikant häufiger gegenüber Kontrollen. Unter den ischämischen Läsionen waren kleinere Erweichungsherde bis 20 ml mit 44% gegen 21% signifikant häufiger, während sich Herde über 100 ml ausschließlich bei Dementen nachweisen ließen. Ausgedehnte ischämische Schädigungen des Frontallappens, Hippocampus und Temporallappens und der limbischen Strukturen stellten sich nur bei Dementen dar.

Mikroskopisch waren senile Plaques bei Dementen nicht signifikant häufiger. Neurofibrillenveränderungen vom Alzheimer-Typ, die bei Gesunden häufig, aber begrenzt auf Hippocampus und Gyrus hippocampi nachzuweisen waren, lagen bei Dementen in größerer Zahl und in weiteren Lokalisationen, häufig in der gesamten grauen Substanz vor. Auch der Befund der granulovakuolären Degeneration fand sich bei Dementen häufiger. Summarisch konnten von den 50 Dementen aufgrund dieser Befunde 25 der Gruppe mit Veränderungen des Morbus Alzheimer, 6 der Gruppe der arteriosklerotischen Demenz zugeordnet werden. Bei 4 Fällen lagen beide Veränderungen vor, bei 11 Fällen lagen Veränderungen im Bereich des Normalen vor.

Eine entscheidende Rolle für die Entstehung auch der zerebralen Arteriosklerose kommt den bekannten kardiovaskulären Risikofaktoren wie Diabetes mellitus, Hyperlipidämie, arterielle Hypertonie, Nikotin und Übergewichtigkeit zu; dies konnte anhand von Messungen der zerebralen Durchblutung bei Probanden mit Risikofaktoren belegt werden. Ein weiterer, morphologisch nachweisbarer Aspekt der Arterioskleroseentstehung, nämlich die Rolle der Kalziumeinlagerung in die Arterienwand (Flecken-

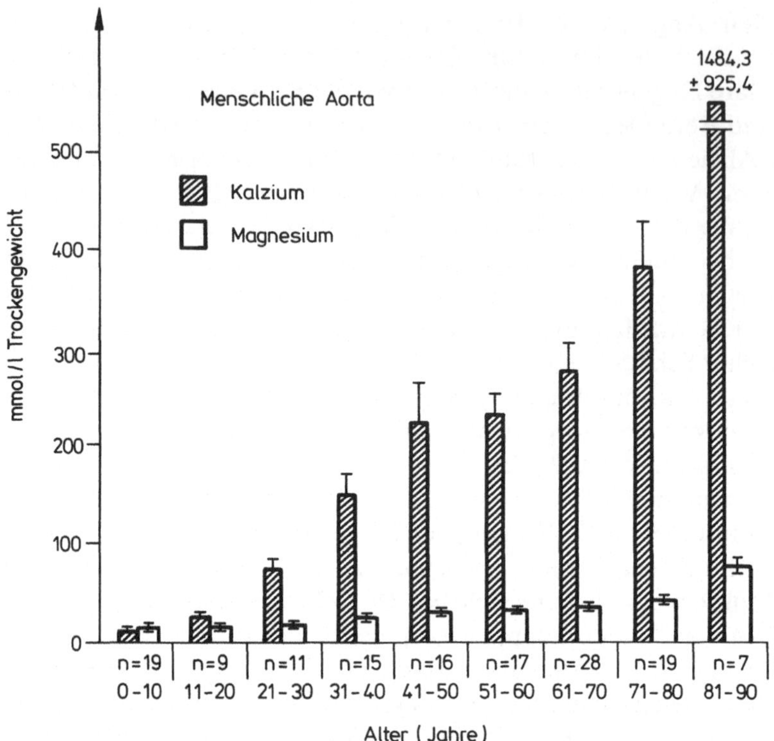

Abb. 4.3. Progrediente Kalziumeinlagerung und Zunahme des Ca/Mg-Verhältnisses in zunehmendem Alter an der menschlichen Aorta. (Aus Fleckenstein et al. 1982)

stein 1983), ist von besonderer Bedeutung im Hinblick auf die Therapie mit Kalziumantagonisten. Fleckenstein zeigte anhand von Bestimmungen des Kalziumgehalts von A. mesenteria superior und Aorta, jeweils an Gefäßen ohne sichtbare Plaques, daß der Kalziumgehalt der Gefäßwand im Alter stark ansteigt (Abb. 4.3), so daß er bei 81- bis 90jährigen in der Aorta bis 100fach höher lag als bei 0–10jährigen. Diese Tatsache betrachtete er als wichtigen prädisponierenden Faktor arteriosklerotischer Degeneration.

4.3 Zerebrale Durchblutungsstörungen

4.3.1 Zerebrale Durchblutung im Alter und bei Risikofaktorträgern

Im Mittelpunkt des Interesses bei der Untersuchung zerebraler Veränderungen im Alter und bei Erkrankungen des Gehirns steht die Frage nach der normalen und pathologischen Hirndurchblutung. Hierzu liegen Ergebnisse

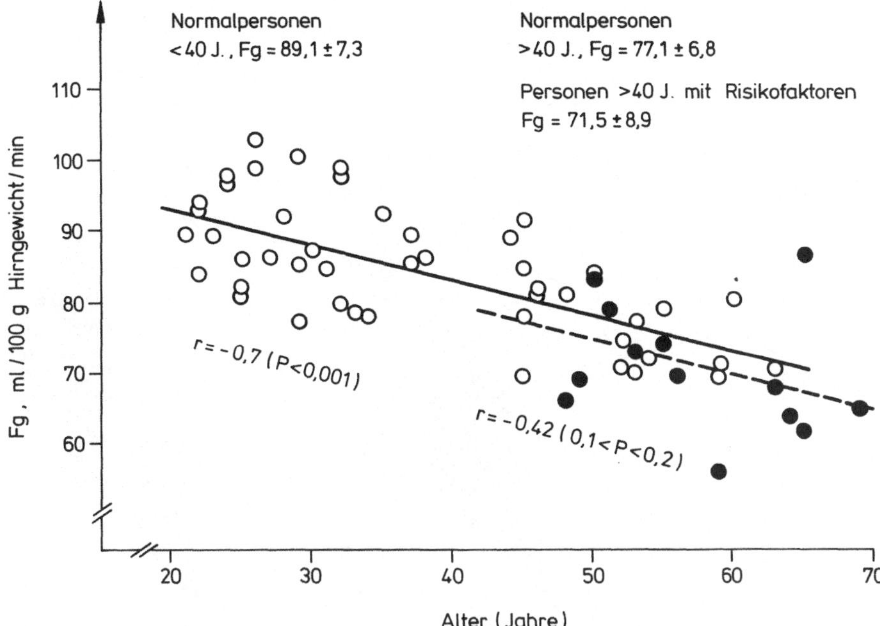

Abb. 4.4. Abnahme des zerebralen Blutflusses der grauen Substanz *(Fg)* bei freiwilligen Normalpersonen mit zunehmendem Alter *(offene Kreise)* und bei Personen über 40 Jahre mit kardiovaskulären Risikofaktoren *(geschlossene Kreise)*. Signifikant stärkere Abnahme ($p < 0{,}001$) bei Risikofaktorträgern. (Aus Naritomi et al. 1979)

an Gesunden vor, seit es gelungen ist, die Hirndurchblutung mit Hilfe der Clearance inhalativ applizierten radioaktiven ^{133}Xe zu messen. Es wurde gefunden, daß die Hirndurchblutung mit zunehmendem Alter progredient abnimmt (Abb. 4.4) (Naritomi et al. 1979); dies gilt auch bei Kontrollen über 4 Jahre bei den untersuchten Individuen (Shaw et al. 1983). Geschlechtsunterschiede glichen sich nach dem 6. Lebensjahrzehnt aus. Der aus zerebralem Blutfluß und arteriellem Blutdruck berechnete zerebrovaskuläre Widerstand nahm im Alter zu, besonders im Bereich der A. cerebri media, einer Prädilektionsstelle für arteriosklerotische Veränderungen. Naritomi et al. (1979) vermuteten als Ursache für die Reduktion des zerebralen Blutflusses eine Abnahme der Zahl der Neuronen, die einen verminderten Anfall saurer Stoffwechselmetaboliten zur Folge hat; die in der Studie gleichzeitig errechnete Abnahme der grauen Substanz würde dafür sprechen. Die Bevorzugung des Versorgungsgebiets der A. cerebri media würde für eine ursächliche Rolle der Arteriosklerose sprechen, da diese hier eine Prädilektionsstelle hat.

Shaw et al. (1983) konnten in ihrer Studie bei Probanden zwischen 38 und 98 Jahren eine zunehmende Progressionstendenz der Arteriosklerose in den höheren Altersgruppen nachweisen und die Abnahme des zerebralen

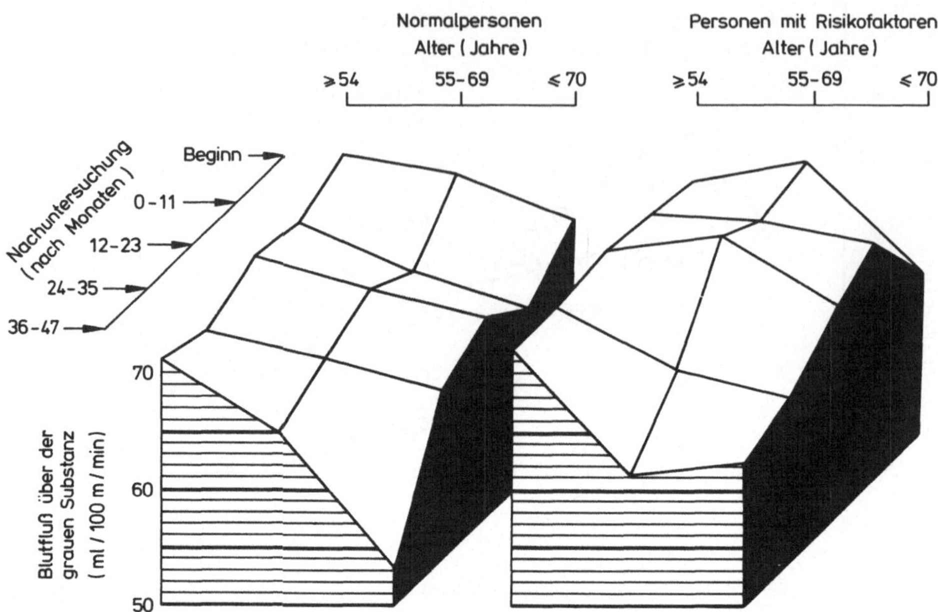

Abb. 4.5. Abnahme des zerebralen Blutflusses während 48monatiger Verlaufskontrolle in Abhängigkeit vom Alter bei Gesunden und Risikofaktorträgern. (Aus Shaw et al. 1983)

Blutflusses auch anhand der intraindividuellen Verlaufskontrollen aufzeigen.

Zusätzlich testeten sie die vasomotorische Gefäßreaktion auf Atmung 100%igen Sauerstoffs anhand des zerebralen Blutflusses und fanden die Reagibilität nach der 6. Lebensdekade verschlechtert, was in der 8. Dekade erstaunlicherweise in einer paradoxen Gefäßdilatation seinen Ausdruck fand. Beide Studien untersuchten nicht nur vollständig Gesunde, deren Gesundheit mit Hilfe internistischer und neurologischer Untersuchungen, EEG und z. T. Schädel-CT gesichert wurde, sondern auch gesunde Träger kardiovaskulärer Risikofaktoren, die frei von neurologisch-psychiatrischen Symptomen waren. Übereinstimmend weisen beide Studien nach, daß die Abnahme der Hirndurchblutung mit fortschreitendem Alter bei Risikofaktorträgern stärker ausgeprägt und rascher progredient ist. Die Unterschiede erreichten bei Shaw et al. (1983) signifikantes Niveau. Abbildung 4.5 zeigt die Ergebnisse zusammenfassend graphisch dargestellt. Die Arbeitsgruppe um Shaw zieht aus ihrer Untersuchung die Schlußfolgerung, daß die Abnahme der Hirndurchblutung im Alter einen physiologischen Vorgang darstellt. Eine vergleichende Studie an Gesunden und Dementen konnte ebenfalls die altersabhängige Abnahme der Hirnperfusion bei Gesunden − an der grauen Substanz ausgeprägter als an der weißen − bestätigen (Amano et al. 1983).

Auch gegenteilige Ergebnisse liegen vor (Sokoloff 1979), wonach bei über 65jährigen Gesunden außer Erhöhung des zerebralen Gefäßwiderstands aufgrund des durchschnittlich höheren Blutdruckniveaus gegenüber Jüngeren keine Unterschiede bestanden, insbesondere war der zerebrale Blutfluß normal, allerdings fand sich bereits bei „minimaler Arteriosklerose" eine signifikante Reduktion des zerebralen Blutflusses.

4.3.2 Zerebrale Durchblutung beim hirnorganischen Psychosyndrom vom arteriosklerotischen und Alzheimer-Typ

Die oben zitierte Studie von Amano et al. (1983) untersuchte vergleichend zu Gesunden im Alter von 20–80 Jahren Patienten mit seniler Demenz vom Alzheimer-Typ, denen eine altersentsprechende Kontrollgruppe aus dem Kollektiv der Gesunden gegenübergestellt wurde. Es zeigte sich, daß Patienten mit seniler Demenz im Bereich des frontalen, temporalen und lateralen okzipitalen Kortex eine Reduktion des regionalen zerebralen Blutflusses um 17,8–21,6% im Vergleich zur Kontrollgruppe hatten. Ein geringerer Unterschied ergab sich in der Thalamusregion, kein signifikanter Unterschied an weißer Substanz und Basalganglien.

An einem Patientengut, das sich aus 71 Patienten mit vaskulärer Hirnerkrankung, nachgewiesen entweder an vorübergegangenen oder persistierenden neurologischen Ausfallssymptomen oder am computertomographischen Nachweis eines abgelaufenen Hirninfarkts bei asymptomatischen Patienten, zusammensetzte, wurden klinische und computertomographische Untersuchungen zur Frage der Bedeutung ischämischer Schädigungen für das Auftreten einer Demenz durchgeführt (Ladurner et al. 1983). Mit Hilfe eines psychologischen Tests wurde eine Zuordnung zur dementen oder nichtdementen Gruppe getroffen, deren Symptomverteilung sich als gleich erwies. Von den erfaßten Risikofaktoren war nur die arterielle Hypertonie bei Dementen häufiger. Die Computertomographie ergab bei Dementen einen höheren Anteil von Infarkten im Bereich des Thalamus und einen höheren Anteil bilateraler Infarkte.

Von besonderem Interesse sind vergleichende Untersuchungen, die ermitteln sollten, ob sich die Demenz auf primär-degenerativer Grundlage (Typ des Morbus Alzheimer) bezüglich des zerebralen Blutflusses von der Demenz auf vaskulärer Grundlage (Multiinfarktdemenz) unterscheidet. Perez et al. (1977) untersuchten mittels intraarterieller ^{133}Xe-Injektion in die Aorta Patienten mit Morbus Alzheimer und Multiinfarktsyndrom und stellten die Ergebnisse einer Kontrollgruppe gegenüber. Sie fanden eine signifikante Reduktion des mittleren regionalen zerebralen Blutflusses für beide Patientengruppen gegenüber der Kontrollgruppe, wobei für die Multiinfarktpatienten ein höheres Signifikanzniveau nachweisbar war. Das errechnete Hirngewicht war bei der Multiinfarktgruppe stärker reduziert als bei der Alzheimer-Gruppe. Ein fronto-temporoparietales Ausfallmuster herrschte bei der Alzheimer-Gruppe vor, ein temporoparietales bei der Multiinfarktgruppe. Es ergab sich keine Korrelation zwischen den Ergebnissen der Durchblutungsmessung und von psychologischen Tests.

Simard et al. (1971) untersuchten 24 unselektierte Patienten zwischen 39 und 74 Jahren mit mittlerer bis schwerer Demenz. Nach Ergebnissen von EEG, Angiographie und Kortexbiopsien (bei 10 Patienten) hatten 13 Patienten eine präsenile Demenz, 2 eine senile Demenz, 4 ein Korsakow-Syndrom, 3 eine Demenz auf vaskulärer Basis, 2 blieben unklassifizierbar. Die Studien des regionalen zerebralen Blutflusses mit der intraarteriellen ^{133}Xe-Methode ergaben bei präseniler und seniler Demenz eine generelle Reduktion des zerebralen Blutflusses um 23%. Die Herabsetzung des durchschnittlichen zerebralen Blutflusses korrelierte mit dem Ausmaß der Demenz.

Die Proportionalität der Reduktion des zerebralen Blutflusses zur Demenz zeigten auch Ingvar u. Lassen (1979) an Patienten mit präseniler und seniler Demenz sowie Multiinfarktdemenz. Sie fanden, daß regional akzentuierte Durchblutungsminderungen zur Hervorhebung bestimmter Symptome beitrugen. Sie beurteilten es als schwierig, aus der Untersuchung des cBF die Differentialdiagnose zwischen präseniler und seniler Demenz und Multiinfarktsyndrom zu stellen.

Die Fälle mit vaskulär bedingter Demenz von Simard et al. (1971) hatten keine meßbare Einschränkung des zerebralen Blutflusses; es handelte sich allerdings um Patienten mit nur kleinen zerebralen Läsionen. Dagegen zeichneten sich Patienten mit Korsakow-Syndrom durch normale oder sogar erhöhte Flußraten auf. Funktionelle Untersuchungen zur Gefäßreagibilität mit induzierter Hyper- und Hypotonie, Hypoventilation oder Papaveringabe ergaben in allen Fällen eine normale Antwort. Die gleichzeitig bestimmte zerebrale metabolische Rate für Sauerstoff ($CMRO_2$) war bei allen Patienten herabgesetzt.

Ergebnisse weiterer Autoren zu diesen Fragestellungen sind in Tabelle 4.1 dargestellt. Hieraus ist ersichtlich, daß die beiden Demenzformen anhand des CBF unterschieden werden können, obgleich die Durchblutung bei beiden herabgesetzt ist.

Interessante zusätzliche Aspekte zur regionalen Hirndurchblutung kamen aus der Arbeitsgruppe um Ingvar (zit. nach Ingvar u. Lassen 1979). Einerseits wurden regionale Durchblutungsunterschiede derart gefunden, daß bei fortgeschrittenen Dementen die frontale Betonung des zerebralen Blutflusses nicht gegeben war. Einige Funktionsstörungen (z. B. Gedächtnis oder Sprache) konnte man anhand der Durchblutungsmuster richtig der korrespondierenden Hirnregion zuordnen. Ein besonders interessanter Befund war, daß die unter entsprechender zerebraler Aktivität (sensorische Stimula-

Tabelle 4.1. Hirnduchblutung bei Multiinfarktdemenz und primär degenerativer Demenz. F_B Gesamtdurchblutung des Gehirngewebes, F_G Durchblutung der grauen Substanz in ml/100 g/min. (Aus Heiss 1982)

		Kontroll-gruppe	MID	Primär degenerative Demenz
Ingvar u. Gustafson (1970)	F_B	49,8 ± 5,4		37,1 ± 7,8
(Alzheimer)	F_G	79,7 ± 10,7		55,5 ± 9,2
	W_g	49,2 ± 3,9		42,0 ± 7,8
Obrist et al. (1970)	F_B	49,8 ± 5,4		36,2 ± 7,4
(Senile Demenz)	F_G	79,7 ± 10,7		57,5 ± 5,6
	W_g	49,2 ± 3,9		40,7 ± 9,4
Hachinski et al. (1975)	F_B	56	35,4 ± 9,1	47,7 ± 20,7
	F_G	91	59,5 ± 17,0	83,9 ± 38,7
	W_g	49	42,7 ± 6,4	41,5 ± 5,5
Perez et al. (1977)	F_B		32,0 ± 5,5	34,1 ± 5,9
	F_G		56,3 ± 16,8	69,3 ± 32,9
	W_g		38,5 ± 8,9	48,6 ± 9,9
Lavy et al. (1978)	F	49,8		38,3
Harrison et al. (1979)	F_B	53,0 ± 13,4	34,1 ± 12,2	39,6 ± 18,5
	F_G	85,2 ± 24,5	56,9 ± 20,5	67,2 ± 34,2
	W_g	50,1 ± 4,5	42,9 ± 7,2	41,9 ± 4,9
Yamaguchi et al. (1980)	F_G	73,8 ± 6,3	70,7 ± 7,9	67,2 ± 9,0

tion, Gedächtnistest, motorische Übungen) im Gegensatz zu Gesunden keine Flußsteigerung über der betreffenden Region zu erzielen war.

Demgegenüber konnten Yamaguchi et al. (1979, zit. nach Obrist 1979) zeigen, daß die Gefäßreagibilität bei CO_2-Inhalationen bei Alzheimer-Erkrankung erhöht oder normal war, bei Multiinfarktdemenz zumeist nicht.

4.4 Hirnstoffwechsel bei hirnorganischem Psychosyndrom

Eine entscheidende Fragestellung angesichts der übereinstimmenden Ergebnisse einer verminderten zerebralen Durchblutung auch bei nichtvaskulärer Demenz ist die nach der Genese dieser Störung. Grundsätzlich ist denkbar, daß eine verminderte Durchblutung sekundär zu degenerativen Veränderungen führt, oder daß primär erniedrigte Stoffwechselbedürfnisse des Gehirns einen verminderten Blutfluß zur Folge haben.

Zur Ermittlung der Stoffwechseländerungen im Alter wurde tierexperimentell an Hirnschnitten von Ratten und Beagles die lokale zerebrale Glukoseutilisation, gemessen an Einbau von ^{14}C-deoxy-D-Glukose, untersucht.

Bei einer durchschnittlichen Lebensdauer bei Ratten von 29 Monaten fand sich bei 12 Monate alten Tieren eine Herabsetzung der lokalen zerebralen Glukoseutilisation (LCGU) gegenüber solchen von 3 Monaten in 12 verschiedenen Hirnregionen. Bei Beagles (durchschnittliche Lebensdauer 11,7 Jahre) zeigten 7 von 11 Regionen signifikante Abnahmen der LCGU zwischen 23 und 40%, am ausgeprägtesten zwischen 3 und 14–16 Jahren. Die größten Abnahmen waren im oberen Gyrus frontalis, Corpus geniculatum und Colliculus inferior nachzuweisen. Strukturen wie Hippocampus und Nucleus caudatus zeigten schon früh – zwischen 3 und 6 Jahren – eine Abnahme, danach nicht mehr (London u. Rapoport 1983).

Untersuchungen an 66- bis 90jährigen menschlichen Probanden bestimmten die Glukose- und O_2-Konzentration in A. femoralis und V. jugularis interna und berechneten daraus die zerebrale Extraktionsfraktion (Dekoninck et al. 1981). Die Metabolisierungsrate für O_2 und Glukose lag bei den älteren Probanden signifikant niedriger als in einer jüngeren Kontrollgruppe. Gleichzeitig wurde die Metabolisierung 14 verschiedener Aminosäuren untersucht. Bei der älteren Gruppe ergab sich eine erhöhte zerebrale Aufnahme für Taurin, Serin, Glutaminsäure und Histidin. Die Autoren schließen daraus, daß der zerebrale Aminosäurepool, der sowohl durch Passage der Aminosäuren über die Bluthirnschranke als auch via Neusynthese aus Glukose gedeckt wird, bei dieser Altersgruppe ein Defizit aufweist, für das eine verminderte Glukoseaufnahme verantwortlich ist.

Im Gegensatz zu über 65jährigen gesunden Probanden zeigte sich bei solchen mit „minimaler Arteriosklerose" eine signifikante Herabsetzung des CBF, jedoch ohne Reduktion des O_2-Verbrauchs („relative zirkulatorsiche Insuffizienz"), wogegen Patienten mit „chronic brain syndrome" einen verminderten CBF und verminderten zerebralen O_2-Verbrauch hatten (Sokoloff 1979); es wird daraus geschlossen, daß im ersten Fall Frühstadien erfaßt wurden. Der zerebrale Glukoseverbrauch war dagegen bei Gesunden höheren Alters und minimal arteriosklerotischen Probanden gleichviel signifikant reduziert.

An Patienten mit Multiinfarktsyndrom fand sich bei gleichzeitiger Darstellung der Zirkulation und des regionalen glykolytischen Metabolismus, letzterer dargestellt durch Inhalation radioaktiven $^{15}O_2$, daß diese Patienten gegenüber solchen mit Hirninfarkt oder TIA die weitaus größten Defekte nicht nur der Perfusion, sondern auch des glykolytischen Metabolismus hatten (Lenzi et al. 1978).

Hoyer et al. (1975) vertreten die Ansicht, daß die Durchblutungsverminderung bei den primär-degenerativen Demenzen lediglich Folge einer zuerst eintretenden Stoffwechselverminderung ist.

Empfindlicher gegen Störungen als der zerebrale Blutfluß oder der Glukosestoffwechsel scheint der Neurotransmitterstoffwechsel zu sein. Im Tierexperiment an Hunden wurde der kortikale Gehalt an Neurotransmittern,

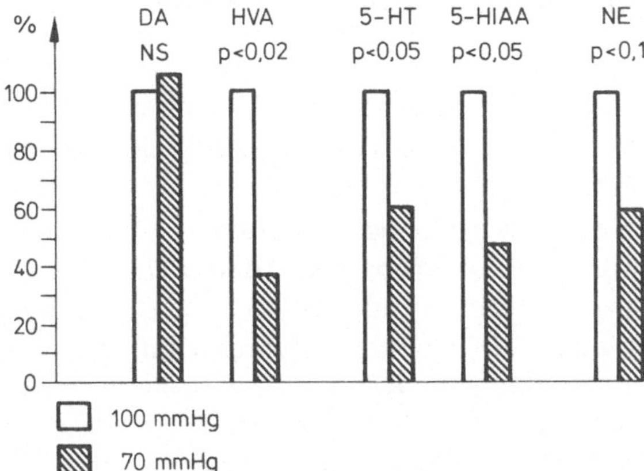

Abb. 4.6. Effekt milder Hypotension auf die Neurotransmitterkonzentration an der Hirnrinde des Hundes. DA = Dopamin, HVA = Homovanillinsäure, 5-HT = Serotonin, 5-HIAA = 5-Hydroxyindolessigsäure, NE = Noradrenalin. (Aus Degrell et al. 1983)

die für Verhaltensauffälligkeiten verantwortlich sein sollen, unter minimaler Blutdrucksenkung gemessen (Degrell et al. 1983) (Abb. 4.6) und gleichzeitig CBF und zerebrale metabolische Rate für O_2 gemessen. Bei einer Senkung des arteriellen Blutdrucks auf 70 mm Hg kam es noch nicht zu einem Abfall des CBF oder der $CMRO_2$. Veränderungen der Glykolyse, gemessen an Glukosestoffwechselprodukten, lagen bei dieser Blutdruckstufe nicht vor. Dennoch kam es zu einem signifikanten Abfall der Transmitter-5-Hydroxytryptamin, seinem Stoffwechselprodukt 5-Hydroxyindolessigsäure und Noradrenalin, während Dopamin nicht signifikant abfiel; hieraus kann geschlossen werden, daß der Neurotransmitterstoffwechsel sensibler auf die Blutdruckerniedrigung reagiert als der Glukosestoffwechsel und daß Transmitterstoffwechselstörungen vor dem Versagen der Energieversorgung auftreten.

Eine Übersicht von Amaducci et al. (1983, Literatur s. dort) referiert, daß bei Patienten mit Morbus Alzheimer erniedrigte Konzentrationen von Dopamin, Noradrenalin, Serotonin und Acetylcholin gefunden wurden, die mit dem Grad der zerebralen Funktionsstörung korrelierten. Besonders Acetylcholin ist ein Neurotransmitter, der in enger Beziehung zum zerebralen oxidativen Metabolismus steht und für den zerebralen Wachheitsgrad von Wichtigkeit ist. Bekannt ist beispielsweise, daß Hypoxie zu Müdigkeit und Lethargie führt und daß daran Strukturen der Formatio reticularis, die wesentlich von cholinerger Transmitterfunktion beeinflußt wird, beteiligt sind. Andere Transmitter, die − hypothetisch − durch Hypoxie alteriert werden sollen, sind die Aminosäuren Glycin, Serin, Alanin, die von glykolytischen Intermediärprodukten synthetisiert werden.

4.5 Extrazerebrale Faktoren der Hirnleistungsschwäche

Störungen der Funktion zellulärer Blutelemente scheinen ebenfalls eine Rolle in der Entstehung chronischer Leistungsschwäche zu spielen, besonders bei Patienten mit Risikofaktoren.

Zirkulierende Plättchenaggregate wurden bei 90 Gesunden mit einem Durchschnittsalter von 46 Jahren, bei 24 Probanden (durchschnittlich 46 Jahre) mit Hyperlipidämie Typ II nach Frederickson, 13 Diabetikern (Durchschnittsalter 59 Jahre) und 191 Patienten (Durchschnittsalter 58 Jahre) mit zerebrovaskulären Erkrankungen (RIA), definiert durch mindestens ein TIA oder TIA mit minimalen Residuen, untersucht (Prencipe et al. 1983). Die Bestimmung des Plättchenaggregationsverhältnisses (PAR) wurde nach Wu u. Hoak vorgenommen. Pathologische PAR-Werte hatten 81% der RIA-Patienten, auch nach längerer Zeit nach dem Ereignis, wobei die Zahl pathologischer Ergebnisse mit zunehmendem zeitlichen Abstand vom zerebralen Akutereignis abnahm. Auffallenderweise hatten diejenigen mit pathologischem Ergebnis der Angiographie signifikant pathologischere PAR-Werte als solche mit normalem Gefäßbild, woraus man schließen kann, daß die Aktivierung zirkulierender Plättchen durch arteriosklerotische Veränderungen zustande kommt. Auch die Patienten mit den Risikofaktoren Hyperlipidämie oder Diabetes mellitus hatten mit 50% bzw. 51,5% einen hohen Anteil an pathologischen Ausfällen. Kritisch anmerken muß man, daß die Blutentnahmen aus dem Arm erfolgten, daß also die Plättchenaktivierung bei dieser Untersuchung nicht auf eine bestimmte Gefäßprovinz bezogen werden kann. Ob die Plättchenaktivierung im chronischen Stadium zerebrovaskulärer Insuffizienz über Serotoninausschüttung zu einer vasospastischen Komponente führen kann, ist nicht bekannt.

Eine Beteiligung der Erythrozyten über eine Störung ihrer rheologischen Eigenschaften an der Genese der zerebrovaskulären Insuffizienz wird ebenfalls diskutiert und konnte an Bestimmungen der Filtrationsfähigkeit von Erythrozyten, die sowohl verminderte Deformierbarkeit als auch vermehrte Neigung zu Aggregatbildung anzeigt, wahrscheinlich gemacht werden (Ott et al. 1983). Bei einer Patientengruppe mit zerebrovaskulären Erkrankungen war die Filtrationsfähigkeit der Erythrozyten gegenüber einer Kontrollgruppe signifikant reduziert. Zwar zeigte sich, daß dies z.T. auf Einwirkung von Fibrinogen zurückzuführen war, aber der Unterschied blieb auch dann signifikant, wenn die Erythrozyten in isotonischer Kochsalzlösung suspendiert untersucht wurden. Die Verformbarkeit der Erythrozyten ist kalziumabhängig, indem der Kalziumeinstrom in die Erythrozyten ihre Verformbarkeit herabsetzt (Übersicht bei De Clerck u. David 1981). Durch den Kalziumantagonisten Flunarizin konnte die Kalziumaufnahme herabgesetzt werden und damit signifikant die Erythrozytenverformbarkeit verbessert werden (Scott et al. 1980).

4.6 Kalzium, Kalziumantagonismus und Störungen der zerebralen Funktion

Inwieweit Kalzium und damit der Kalziumantagonismus in der Genese der chronischen Hirnleistungsschwäche und des hirnorganischen Psychosyndroms arteriosklerotischer und nichtvaskulärer Ursache eine Rolle spielt, ist nach dem heutigen Wissensstand unter Zuhilfenahme experimenteller Ergebnisse nur spekulativ zu beantworten. Klinische Daten sprechen für eine Wirksamkeit der Kalziumantagonisten bei dieser Erkrankungsgruppe, wie unten noch darzustellen sein wird.

Inwieweit Beobachtungen an Modellen mit kompletter globaler oder regionaler Ischämie (Kazda et al. 1982; Kalimo et al. 1983; Astrup 1983), die im Kap. 3 näher beschrieben wurden, auf die Situation einer chronischen Durchblutungsstörung sinngemäß angewendet werden können, ist nicht geklärt. Es scheint so zu sein, daß bei stärkeren Graden des Energiemangels eine Beeinträchtigung der Punktsysteme für Ionen und andere Metaboliten stattfindet, wobei wahrscheinlich ein transmembranärer Kalziumeinstrom oder eine intrazelluläre Kalziumfreisetzung stattfinden. Die Schwelle, bei der es aufgrund eines Versagens des oxidativen Metabolismus zum Sistieren der ATP-Produktion und Aufhören des aktiven Ionentransports kommt, liegt unterhalb der Schwelle, an der es zu morphologischen Veränderungen kommt. Kalzium scheint also bereits bei einem zerebralen Energieversorgungsmangel, der noch nicht zur Zellnekrose − also zum Hirninfarkt − führt, eine Rolle zu spielen. Hier ergibt sich eine hypothetische Indikation für den Einsatz von Kalziumantagonisten auch bei chronischen zerebralen Durchblutungsstörungen.

Von der Gefäßseite her kann eine prophylaktische Wirkung der Kalziumantagonisten angenommen werden. Nach Fleckenstein (1983) beruht die Gefäßalterung auf einem kalziuminduzierten Elastizitätsverlust und einer kalziumabhängigen Erhöhung des Gefäßtonus. Experimentell konnte er zeigen, daß die durch Vitamin-D_3-Gaben induzierte Mönckeberg-Arteriosklerose, gekennzeichnet durch Kalziumeinlagerung, durch Gabe der Kalziumantagonisten Verapamil und Diltiazem verhindert werden konnte. Der Effekt ließ sich auch an dem verminderten Einbau von radioaktivem Kalzium in die Gefäßwand nachweisen (Abb. 4.7). Gleichermaßen wurde die prämature Kalzinose diabetischer Ratten durch Verapamil weitgehend verhindert. Es waren allerdings für diese Effekte extrem hohe Dosen von Verapamil erforderlich (Fleckenstein et al. 1982).

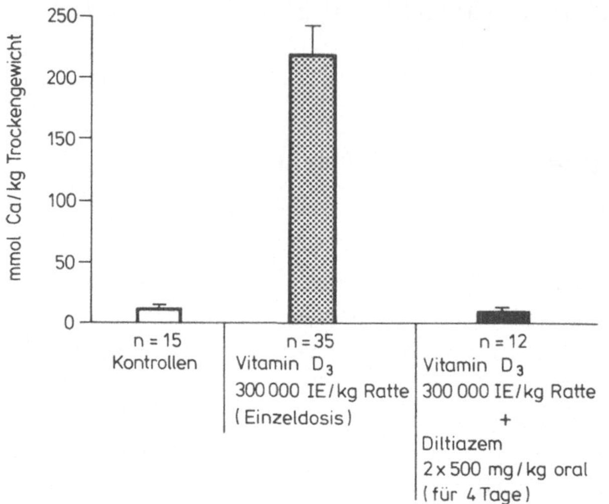

Abb. 4.7. Prävention der Vitamin-D₃-induzierten Kalzinose der Rattenkoronararterie durch einen Kalziumantagonisten. (Aus Fleckenstein et al. 1982)

Für den neuentwickelten Kalziumantagonisten Nimodipin fand man Ergebnisse, die für einen vaskulären Schutzmechanismus sprechen (Kazda et al. 1983). Bei spontanhypertensiven, schlaganfallgefährdeten Rattenstämmen, die unter salzreicher Diät eine maligne Hypertonie mit schweren Gefäßveränderungen entwickeln, verhinderte Nimodipin renale und zerebrale Läsionen und setzte die Mortalität herab, ohne den Blutdruck zu senken. Die Autoren nehmen an, daß Nimodipin die zerebrale Autoregulation bei Hypertonie, die durch salzreiche Diät verstärkt wird, aufhebt. Ob Zusammenhänge mit vaskulärer Kalziumeinlagerung bestehen, wurde dabei nicht überprüft.

Eine weitere therapeutische Zielrichtung ist, daß Kalziumantagonisten durch ihre Gefäßwirksamkeit die zerebrale Durchblutung bei zerebrovaskulärer Insuffizienz günstig beeinflussen. Der Hirnkreislauf ist, wie Untersuchungen von Heiss (1979) zeigen, einer pharmakologischen Beeinflussung nur schwer zugänglich. Bei Untersuchungen von Patienten mit Zustand nach Hirninfarkt und zerebrovaskulärer Insuffizienz ergab sich, daß der zerebrale Blutfluß nur mit wenigen von zahlreichen eingesetzten Substanzen in idealer Weise gesteigert werden konnte, d. h. so, daß die am schlechtesten perfundierten Areale die ausgeprägtere Flußsteigerung gegenüber normal versorgten hatten. Manche der überprüften Substanzen führten zu einem intrazerebralen Stealphänomen, manche sogar zur globalen Abnahme der Hirndurchblutung. Neben möglicherweise unterschiedlichem Ansprechen verschiedener zerebraler Gefäßprovinzen ist bei vasodilatatorisch wirkenden Substanzen der Effekt auf den Systemkreislauf zu beachten, da beispielsweise eine systemische Vasodilatation mit konsekutiver Blutdrucksenkung die positive Auswirkung der erreichten zerebralen Vasodilatation zunichte machen kann.

Eine durchblutungssteigernde Wirkung von Kalziumantagonisten wurde tierexperimentell am zerebralen Kreislauf nachgewiesen (Haws u. Heistad 1983; Haws et al. 1983; Kazda et al. 1982; Murata et al. 1982). Nimodipin weist im Gegensatz zu anderen Kalziumantagonisten eine bevorzugte Wirkung auf die Hirngefäße auf (Kazda et al. 1982). Hierbei wurden Untersuchungen an normalen Tieren durchgeführt, die auf die Verhältnisse bei primär durch Arteriosklerose reduzierter Durchblutung nicht übertragbar sind; bei klinischen Studien wurde allerdings auch bei Patienten mit zerebraler Gefäßerkrankung eine Steigerung des zerebralen Blutflusses nachgewiesen.

Auf einen „zerebroprotektiven" Effekt durch Kalziumantagonismus weist der Befund an Kleinhirnschnitten hin, wo Kalziumantagonisten, ebenso wie Pharmaka, die zu einer ZNS-Depression führen, wie z.B. Pentobarbital, die kalziuminduzierte Bildung von zyklischem Guanosinmonophosphat, das eine Rolle bei der Synapsentätigkeit spielt, verhindern können (Szot et al. 1982).

Einflüsse von Kalzium auf die zerebrale Energiebereitstellung zeigen Ergebnisse von Verkerken et al. (1982). Sie untersuchten, ausgehend davon, daß Glykogen eine wichtige Energiereserve darstellt, die Rolle des Kalziums für die noradrenalininduzierte und kaliuminduzierte Aktivierung der Phosphorylierung durch Kalzium und cAMP als intrazellulären Boten. Beides konnte durch Kalziumkanalblockierung mit La^{3+} gehemmt werden, war also vom extrazellulären Kalzium abhängig.

Verschiedene Ergebnisse belegen eine Rolle von Kalzium und Kalziumantagonisten bei der Neurotransmitterfreisetzung. Bereits 1974 fanden Yarbrough et al., daß die Effekte von Noradrenalin, 5-Hydroxytryptamin, Dopamin und Histidin, z.T. auch von Acetylcholin, nicht aber von GABA auf die neuronale Aktivität, tierexperimentell in vivo registriert, durch kalziumantagonistische Ionen (Mn^{2+}, La^{2+}) und Verapamil inhibiert oder geblockt wurden.

Die Freisetzung von Noradrenalin an Hirnschnitten ist von extrazellulärem Kalzium abhängig. Durch Messung der Freisetzung radioaktiv markierten Noradrenalins wurde die Kalziumabhängigkeit des Prozesses dadurch nachgewiesen, daß eine erhebliche, bis ca. 97%ige Hemmung der Freisetzung mit den Kalziumantagonisten Mn^{2+} und D-600 (Methoxyverapamil) herbeigeführt wurde (Orrego u. Miranda 1977).

Minchin (1980) fand, daß die Freisetzung von GABA an Hirnschnitten durch die Substanz Protoveratrin, die den Natriumeinstrom in die Zelle steigert, mit Kalziumantagonisten, z.B. D-600, gehemmt werden kann. Der Prozeß war vom extrazellulären Kalzium zwar unabhängig, es wurde aber der Schluß gezogen, daß der Kalziumantagonist auf den Natriumeinstrom wirkte.

Eine Hemmung der kalziumabhängigen Sekretion zuvor akkumulierter markierter ^{14}C-GABA und ^{3}H-Noradrenalin konnte durch Kalziumzugabe stimuliert, durch Methoxyverapamil um 60–70% inhibiert werden (Hancock et al. 1978).

Auf welche Weise Kalzium die Neurotransmitterfreisetzung fördert, ist unbekannt. K^+-Depolarisation von Nervenzellen, die mit einer Neutrotransmitterfreisetzung verbunden ist, führte in Anwesenheit von Kalzium zu einer erhöhten Aufnahme von radioaktiver Phosphorsäure in Nervenzellen; dies wurde dagegen durch den Kalziumantagonisten D-600 gehemmt, was für die Rolle des transmembranären Einstroms von Kalzium in diesem Prozeß spricht. Es wurde der Schluß gezogen, daß die Phosphataufnahme Zeichen einer Proteinphosphorylierung − eines verbreiteten Regulationsmechanismus zellulärer Aktivität − ist und bei der Transmitterfreisetzung eine Rolle spielt (Murakami et al. 1978; Zurgil u. Zisapel 1983).

Eine Hemmung der depolarisationsstimulierten [45]Ca-Aufnahme in Synaptosomen des Rattenkortex durch potentialsensitive Kalziumkanäle wurde mit den Kalziumantagonisten Cinnarizin oder Flunarizin stärker als mit Verapamil, Diltiazem oder Nifedipin gehemmt, allerdings nur unvollständig (Wibo et al. 1983), da hierbei noch andere Austauschsysteme, z. B. die Natriumkaliumpumpe, beteiligt sind.

Umgekehrt fand man bei der Applikation exzitatorisch wirkender Aminosäuren auf den zerebralen Kortex an Ratten und Katzen einen Abfall des extrazellulären Kalziums; die Beteiligung von Kalziumkanälen wurde durch die Blockierung mit z. B. La^{3+} nachgewiesen. Gleichermaßen wirkte auch GABA reduzierend bzw. blockend auf den Kalziumeinstrom (Pumain u. Heinemann 1981). Bedeutungen der Neurotransmitterfreisetzung liegen z. B. darin, daß Neurotransmitter einen Vasospasmus auslösen können und daß Exposition von Neurotransmitterrezeptoren gegen Neurotransmitter zu deren Desensibilisierung führt (Lin et al. 1983; Nemoto 1978).

Basis möglicher Interaktionen von Kalziumantagonisten mit zerebralen Strukturen ist der von zahlreichen Autoren geführte Nachweis, daß sich in vitro an isolierten Hirnmembranen bzw. Synaptosomen verschiedener Tierspezies Rezeptoren für Kalziumantagonisten des Dihydropyridintyps (Nimodipin, Nitrendipin, Nifedipin, Nisoldipin, Felodipin) aufgrund von Bindungsstudien mit den radioaktiv markierten Kalziumantagonisten nachweisen ließen (Bellemann et al. 1983; Ehlert et al. 1982; Ferry u. Glossmann 1983; Gould et al. 1982; Marangos et al. 1982; Murphy u. Snyder 1982; Schoemaker et al. 1983; Quirion 1983; Wibo et al. 1983; Yamamura et al. 1982). Der Bindungsort war spezifisch, hochaffin, und vorwiegend in Kortex, Nucleus caudatus und Hippocampus lokalisiert. Das Bindungsverhalten sprach dafür, daß es sich um Rezeptoren an Kalziumkanälen handelte.

Die Bindung markierten ^{3}H-Nitrendipins an seinen Rezeptor wird durch neuroleptische, antischizophren wirkende Drogen (z. B. Fluspirilene, Pimozid, Clopimozid, alle aus der Klasse der Diphenylbutylpiperidine) beeinflußt. Diese haben eine kalziumantagonistenähnliche Struktur und wirken nichtkompetitiv hemmend auf die Rezeptorbindung von Nitrendipin (Gould et al. 1983). Somit war es möglich, für psychopharmakologische Effekte der Kalziumantagonisten eine Erklärung zu finden. Eine Interaktion von Kalziumantagonisten mit anderen Rezeptoren (cholinerg, muscarinerg, GABA-, Histamin-, Dopamin-, Serotonin- und andere Rezeptoren) liegt im nennenswerten Umfang nicht vor. Umgekehrt konnten andere Substanzen mit weniger ausgeprägtem Kalziumantagonismus oder Vasodilatatoren (Bencyclan, Fendilin, Cinnaricin, Perhexilin, D-600) Nimodipin kaum aus seiner Bindung verdrängen, was auf einen anderen Wirkungsort schließen läßt (Bellemann et al. 1983).

4.7 Psychopharmakologische Effekte der Kalziumantagonisten

Auf experimenteller Basis ließ sich der Nachweis psychopharmakologischer Wirkung von Kalziumantagonisten führen. An Ratten und Mäusen wurde unter dem Einfluß psychotroper Substanzen und bei zerebraler Ischämie sowie Hypoxie festgestellt, daß Nimodipin psychopharmakologische Wirkungen (Beeinflussung des extrapyramidalen Systems, des Abwehrverhaltens, Einfluß auf chemisch induzierte Konvulsionen) besitzt. Es verhinderte an Ratten und Mäusen die Entstehung retrograder Amnesie, die durch Schock oder Hypoxiebelastung hervorgerufen wurden (Hoffmeister et al. 1982).

Ein zerebraler Angriffspunkt kann aus der Interaktion zwischen antischizophren wirksamen Medikamenten vom Diphenylbutylpiperidintyp und radioaktiv markiertem Nimodipin am Hirnmembranrezeptor vermutet werden (Gould et al. 1983). Das Wirkprofil unterschied sich von Neurothymoleptika, Tranquilizern und Nootropika. Aus dem Einfluß auf aggressives Verteidigungsverhalten wurde eine anxiolytische Wirkung geschlossen. Unter Bedingungen der Serotoninverarmung zeigten sich EEG-Veränderungen, so daß auch von daher von einer serotoninantagonistischen Wirkung der Substanz ausgegangen werden kann (Hoffmeister et al. 1982).

Ein im Bereich des Hypothalamus liegendes β-endorphinergisches System, dem Einflüsse auf Schmerzperzeption, Regulierung der Hypophysentätigkeit, von Körpertemperatur und Verhalten zugeschrieben werden, war dem Einfluß von Kalziumantagonisten zugänglich. An Hypothalamusfragmenten der Ratte wurde die kaliuminduzierte β-Endorphinsekretion sowohl durch Kalziumentzug als auch durch Zugabe von Verapamil inhibiert (Fukara et al. 1980).

4.8 Klinische Studien zur Anwendung von Kalziumantagonisten bei Hirnleistungsschwäche vaskulärer und nichtvaskulärer Ätiologie

Zur Therapie der chronischen Hirnleistungsschwäche und des hirnorganischen Psychosyndroms, vorwiegend der Form zerebrovaskulärer Ätiologie, als auch sonstiger Manifestationen zerebrovaskulärer Insuffizienz werden aus der Gruppe der unspezifischen Kalziumantagonisten vorwiegend die Substanzen Cinnarizin und dessen Derivat Flunarizin verwendet. In jüngster Zeit wurden Studien mit dem spezifischen, liquorgängigen Kalziumantagonisten Nimodipin, der außer den am Gefäßsystem angreifenden Wirkungen auch direkte zentrale Wirkungen hat, die auf Interaktionen mit zerebralen Rezeptormembranen und auf Beeinflussung der Neurotransmittersekretion zurückgeführt werden, durchgeführt.

An 40 Patienten mit progredienter Verschlechterung der mentalen Funktion aufgrund einer zerebrovaskulären Erkrankung, die anhand einer anamnestischen TIA nachgewiesen war, untersuchte man die Wirkung von 20 mg Flunarizin/Tag an einer gerontopsychologischen Skala. Nach 2 Monaten Therapie hatten sich die Symptome Kopfschmerz, Schwindel, Verwirrtheit, Erregbarkeit und nächtliche Unruhe signifikant gebessert (Ronchini et al. 1982).

Eine zum Teil offene, zum Teil doppelblinde multizentrische Studie an Patienten mit zerebral- und periphervaskulären Erkrankungen umfaßte 120 Patienten mit zerebrovaskulärer Insuffizienz, die über 4 Monate zu gleichen Teilen mit Cinnarizin, Flunarizin und Plazebo behandelt wurden (Staessen 1977). Die Erfolgskontrolle erfolgte anhand eines Fragebogens; am Ende der Studie konnte eine signifikante Besserung aller erfaßter Parameter — Schwindel, Ohrgeräusche, Kopfschmerzen, Sehstörungen, Konzentrationsschwäche, Müdigkeit, Schlafstörungen, Erregbarkeit, fehlende Sozialität und mangelndes Interesse — konstatiert werden. An Nebenwirkungen wurden Benommenheit und Schwäche (1 Patient mit Flunarizin, 1 Patient mit Cinnarizin) angegeben. Im offenen Teil der Studie, wo mit höherer Dosierung gearbeitet wurde, waren Nebenwirkungen häufiger.

Ein zusammenfassender Bericht über das Ergebnis mehrerer kontrollierter Studien (Wouters et al. 1983) zeigt, daß Flunarizin die Symptome zerebrovaskulärer Insuffizienz, besonders Drehschwindel und Benommenheit, sowohl bei zerebrovaskulären als auch labyrinthärem Schwindel, besserte. Häufig wurden auch Kopfschmerz und Ohrgeräusche gebessert.

20 Patienten mit Schwindel oder sonstigen Symptomen der vertebrobasilären Insuffizienz wurden mit 20 mg/Tag Flunarizin, das einen labyrinthdepressorischen Effekt haben soll, behandelt (Hofferberth 1980). Eine von 17 Patienten angegebene Besserung konnte bei 16 Patienten elektronystag-

mographisch bestätigt werden, allerdings waren Patienten mit schwerem oder mittelschwerem hirnorganischen Psychosyndrom ausgeschlossen.

Bei Patienten mit vertebrobasilärer Insuffizienz wurden Bencyclan, Flunarizin und Nimodipin angewendet, nachdem Tierversuche gezeigt hatten, daß sich nach A. basilaris-Verschluß eine Erhöhung der Nystagmusfrequenz bei niedrigerer Amplitude zeigte. Bei der Patientengruppe erwies sich, daß sowohl Flunarizin als auch Nimodipin eine Normalisierung des hochfrequenten kleinamplitudigen Nystagmus bewirkten. Auch anhand der klinischen Symptome und der durchgeführten psychometrischen Untersuchung fand sich in vielen Fällen ein positiver Effekt der Kalziumantagonisten (Hofferberth 1983).

Nimodipin wurde an 59 Patienten mit zerebrovaskulärer Insuffizienz (Durchschnittsalter 59 Jahre), die Patienten einer psychiatrischen Praxis waren, randomisiert gekreuzt geprüft (Mikus u. Aufdembrinke 1984). Die Dosierung betrug $3 \times 30\,\text{mg}$. Eine Auswertung mit dem Sandoz Clinical Assessment Geriatric Test (SCAG) ergab unter Therapie eine deutliche Besserung der Gedächtnisleistung und der psychomotorischen Symptome. Das emotionale und Sozialverhalten hatte sich ebenfalls gebessert. 46% hatten einen sehr guten Behandlungserfolg gegenüber 8% in der Plazebophase. Nur 19% der Behandelten erfuhren keine Besserung durch die Therapie.

Eine Zahl von 120 Patienten mit depressivem Psychosyndrom in der 2. Lebenshälfte wurde doppelblind geprüft (Eckmann 1983), die Symptome anhand verschiedener Skalen durch Arzt, Pflegepersonal und Patienten überprüft. Auf allen 3 Beurteilungsebenen zeigte sich eine signifikante Überlegenheit von Nimodipin gegenüber Plazebo. Die Verträglichkeit der Medikation war gut, nachteilige Effekte auf Blutdruck oder Laborparameter kamen nicht vor.

Dycke (1984) berichtet über 1165 Patienten, die wegen Symptomen des hirnorganischen Psychosyndroms mit Nimodipin oder Plazebo behandelt wurden, davon über 40% über eine Mindestzeit von 3 Monaten. An einer Skala erfolgte die Beurteilung der Symptome. Die 8 Hauptgruppen der Symptome waren: Müdigkeit, Unruhe, Schlafstörungen, kognitive Störungen, schwacher Antrieb, emotionale Probleme, Reizbarkeit, neurologische Zeichen. Ein guter bis sehr guter Therapieeffekt wurde in der Verumgruppe bei 57% gegenüber 26% in der Plazebogruppe registriert. Positiv beeinflußt wurden besonders Kopfschmerz, Müdigkeit, Schlafstörungen, kognitive und emotionelle Probleme, Reizbarkeit. Die Nebenwirkungsrate betrug 15% für Nimodipin, 12% für Plazebo. Nebenwirkungen von Nimodipin bestanden in Mundtrockenheit, Asthenie, Schwitzen, Magen-Darm-Beschwerden.

Eine Doppelblindstudie an 24 Patienten mit Hirnleistungsschwäche (Held 1984), angewandte Dosis $3 \times 30\,\text{mg}$ Nimodipin, ergab einen Rückgang der Symptomatik in Verum- und Plazebogruppe, jedoch in der Verumgruppe signifikant besser; dies betraf insbesondere die kognitiven Funktionen.

In der gleichen Dosierung wurden 40 Patienten mit zerebrovaskulärer Insuffizienz auf dem Boden einer Arteriosklerose oder einer arteriellen Hypertonie behandelt, dazu eine Plazebogruppe gebildet (Hadjiev 1983). Nach 6 Monaten fand sich eine signifikante Verbesserung von Kopfschmerzen, Schlafstörungen und Unruhe. Eine deutliche oder mittelgradige Verbesserung der klinischen Symptomatik wurde in 78% der verumbehandelten Patienten gefunden. Nebenerscheinungen wurden nicht registriert.

EEG-Auswertungen auf elektronischer Basis bei 12 Patienten mit beginnender Hirnleistungsinsuffizienz (Kugler 1983) zeigten bei Nimodipindosen von über 40 mg einen stabilisierenden Einfluß auf die α-Wellen im Gegensatz zu Plazebo und eine damit verbundene Vigilanzstabilisierung.

Struktur und Dynamik der hirnelektrischen Ruheaktivität an 14 gesunden Probanden und der Effekt einer einmaligen Gabe von 60 mg Nimodipin hierauf wurden in einem doppelblinden, randomisierten Cross-over-Placebo-Verum-Vergleich untersucht (Bente 1983). Durch seriale Spektralanalyse der rechtsfrontalen und -okzipitalen Aktivität wurde gezeigt, daß Nimodipin auf die Ruheaktivitätsstruktur nur wenig einwirkte; eine leichte Verschiebung des Spektrums zugunsten langsamerer α-Frequenzen war erkennbar. Die Dynamik der Ruheaktivität zeigte eine α-Stabilisierung.

In einer Untersuchung von Itil (1984) wurden dosisabhängige EEG-Veränderungen registriert, die denen von Anxiolytika und Antidepressiva ähneln; hieraus wurde auf einen über die vaskuläre Wirkung hinausgehenden Wirkmechanismus des Kalziumantagonisten Nimodipin geschlossen.

Die Verbesserung der Hypoxietoleranz zeigte eine Untersuchung, in der 20 Probanden vor und nach 7 tägiger Behandlung mit 3×20 mg Nimodipin in einer Unterdruckkammer einen atmosphärischen Druck von 380 mm Hg, das entspricht dem in einer Höhe von 5800 m, ausgesetzt wurden. Es ergab sich, daß mit Nimodipin die ersten, für Sauerstoffmangel typischen EEG-Veränderungen später auftraten. In einem Reaktionstest machten die Probanden nach der Behandlungsphase weniger Fehler.

Mehrere Untersuchungen befaßten sich mit der Wirkung von Nimodipin auf den zerebralen Blutfluß.

Bei einem akuten gekreuzten Doppelblindversuch an 12 gesunden Probanden mit 80 mg Nimodipin gegen Plazebo (Savage u. Savage 1983) wurde unter sorgfältig kontrollierten äußeren Bedingungen, die nicht unerheblichen Einfluß auf die Meßergebnisse haben können, der Einfluß von Nimodipin auf den zerebralen Blutfluß mit Hilfe der ^{133}Xe-Inhalationstechnik untersucht. Gleichzeitig wurden die Serumspiegel von Nimodipin erfaßt. Unter Plazebo zeigte sich bei der Kontrolle 4–6 h nach Gabe das bekannte Phänomen eines niedrigeren zerebralen Blutflusses, der gegenüber dem Ausgangswert signifikant erniedrigt war, wogegen unter Nimodipin keine signifikante Änderung eintrat. Nennenswerte Änderungen des arteriellen Blutdrucks lagen nicht vor. Tests der Aufmerksamkeit ergaben eine Besserung unter Verumgabe. Die Effekte auf beide Parameter hielten teilweise trotz wieder fallender Plasmaspiegel an. In der gleichen Versuchsanordnung mit der gleichen Dosis Nimodipin fand James (1984) identische Ergebnisse. Auch er fand bei Kontrolle 4h nach Nimodipingabe eine fortdauernde Erhöhung des zerebralen Blutflusses, obwohl die Plasmaspiegel bereits abgefallen waren.

4.9 Zusammenfassung

Im Gegensatz zu den bisher beschriebenen Krankheitsbildern handelt es sich beim hirnorganischen Psychosyndrom und bei der chronischen Hirnleistungsschwäche um Syndrome unterschiedlicher Ätiologie. Zahlenmäßig stehen hierbei die nichtvaskulären zerebralen Ereignisse vom Typ des Morbus Alzheimer im Vordergrund. Wie bei den zerebrovaskulären Formen des hirnorganischen Psychosyndroms läßt sich auch bei diesen eine Verminderung der Hirndurchblutung nachweisen. Darüber hinaus gelang es, eine Verminderung der Hirndurchblutung bei gesunden Trägern kardiovaskulärer Risikofaktoren gegenüber solchen ohne Risikofaktoren nachzuweisen.

Schließlich konnte eine Abnahme der Hirndurchblutung auch bei Normalpersonen als physiologischer Alterungsvorgang gezeigt werden. Nach dem heutigen Erkenntnisstand ist die Ursache der Reduktion des zerebralen Blutflusses bei den zuletzt genannten Gruppen unklar. Es wird kontrovers diskutiert, ob primär metabolische Störungen, die ebenfalls nachweisbar waren, zu einer sekundären Durchblutungsverminderung führen.

In die Genese der Hirnleistungsschwäche scheint auch die Funktion von Erythrozyten und Thrombozyten involviert zu sein. Experimentelle Hinweise existieren ferner auch für Störungen des Neurotransmitterstoffwechsels, wenn auch die bisher gewonnenen Erkenntnisse eine endgültige Bewertung der experimentell gewonnenen Daten nocht nicht zulassen.

Die Angriffspunkte für eine Therapie mit Kalziumantagonisten sind daher weitgehend hypothetischer Natur. Eine Förderung der zerebralen Durchblutung durch Kalziumantagonisten ließ sich tierexperimentell und durch Untersuchungen des zerebralen Blutflusses am Menschen sichern. Inwieweit dieser Tatsache bei Reduktion des Hirnstoffwechsels eine Bedeutung beizumessen ist, ist zumindest fraglich. Eine günstige Einwirkung von Kalziumantagonisten auf die Störung der Erythrozyten und Blutplättchenfunktion konnte experimentell gezeigt werden.

Darüber hinaus finden sich erste Hinweise für die Bedeutung von Kalziumantagonisten hinsichtlich einer Einwirkung auf die Neurotransmitter-

sekretion, deren Kalziumabhängigkeit für zahlreiche Neurotransmitter auf-
gezeigt werden konnte. Es existieren neuere Befunde, nach denen an Hirnmembranen von Tieren hochaffine Bindungsstellen für Kalziumantagonisten
des Dihydropyridintyps (z. B. Nifidipin, Nimodipin) existieren. Hier läge
eine mögliche Erklärung für die Wirkung von Kalziumantagonisten bei chronischer Hirnleistungsschwäche. Möglicherweise sind hiermit auch psychopharmakologische Eigenschaften der Kalziumantagonisten erklärbar.

In klinischen Studien konnte jedenfalls anhand zahlreicher Untersuchungen eine günstige Beeinflußbarkeit der Symptome des hirnorganischen
Psychosyndroms durch Kalziumantagonisten gezeigt werden. Die Aufklärung der Wirkungsmechanismen und pathophysiologischen Zusammenhänge wird weiteren Untersuchungen vorbehalten sein.

Literatur

Amaducci L, Bracco L, Sorbi S (1983) Energy metabolism and neurotransmitters in the aging
    brain. In: Crepaldi G, Fellin R, Olsson AG, Toffano G (eds) Arteriosclerotic brain
    disease. Raven Press, New York, pp 9–12
Amano T, Meyer JS, Okabe T, Shaw T, Mortel K (1983) Measurements of local cerebral
    blood flow and xenon partition coefficients in Alzheimers disease versus normal aging. In:
    Meyer JS, Lechner H, Reivich M, Ott EO (eds) Cerebral vascular disease, vol 4. Excerpta
    Medica, Amsterdam Oxford Princeton, pp 244–249
Astrup J (1983) Membrane stabilization and protection of the ischemic brain. In: Wiedemann
    K, Hoyer S (eds) Brain protection. Springer, Berlin Heidelberg New York Tokyo, pp 31–
    37
Ball MJ, Lo R (1977) Granulovacuolar degeneration in the aging brain and in dementia. J
    Neuropathol Exp Neurol 36:476–487
Bellemann P, Schade A, Towart R (1983) Dihydropyridine receptor in rat brain labeled with
    (^{3}H) nimodipine. Proc Natl Sci USA 80:2356–2360
Bente D (1983) Zur Wirkung von Nimodipin auf das EEG gesunder Probanden. Abstract, V.
    South East European Conference for Neurology and Psychiatry, 21th to 24th September
    1983, Graz, Austria, p 71
De Clerck F, David JL (1981) Pharmacological control of platelet and red blood cell function
    in microcirculation. J Cardiovasc Pharmacol 3:1388–1412
Degrell I, Stock G, Zenner K, Wiedemann K, Hoyer S (1983) Concentrations of the neuro-
    transmitters dopamine, noradrenaline, serotonin and their metabolites in brain cortex of
    dogs in arterial normotension and moderate hypotension in relation to glucose and energy
    metabolism. In: Meyer JS, Lechner H, Reivich M, Ott EO (eds) Cerebral vascular
    disease, vol 4. Excerpta Medica, Amsterdam Oxford Princeton, pp 256–259
Dekoninck WJ, Jacquy J, Vanderbracht W, Lefevre A (1981) Brain hypometabolism and
    cerebral uptake of amino acids in clinical asymptomatic elderly. In: Meyer JS, Lechner H,
    Reivich M, Ott EO, Aramibar A (eds) Cerebral vascular disease. Excerpta Medica,
    Amsterdam, pp 254–260
Dycke J (1984) 1. Internationales Nimotop®-Symposium. München. Praxiskurier 9, Beilage
    Heft 1, Seite IX

Eckmann F (1983) Erfahrungen mit Nimodipin bei depressiven Psychosyndromen im Alter. Abstract, V. South East European Conference for Neurology and Psychiatry, 21th to 24th September 1983, Graz, Austria, p 84

Ehlert FJ, Itoga E, Roeske WR, Yamamura HI (1982) The interaction of (^{3}H)nitrendipine with receptors for calcium antagonists in the cerebral cortex and heart of rats. Biochem Biophys Res Commun 104:937–943

Ferry DR, Glossmann H (1983) Tissue-specific regulation of (^{3}H)nimodipine binding to putative calcium-channels by the biologically active isomer of diltiazem. Br J Pharmacol [Suppl] 78:81

Ferszt R, Gertz HJ (1982) Morphologie des physiologischen Alterns und des hirnorganischen Psychosyndroms. In: Bente D, Coper H, Kanowski S (Hrsg) Hirnorganische Psychosyndrome im Alter. Springer, Berlin Heidelberg New York, S 123–153

Fleckenstein A, Frey M, Leder O (1982) Prevention of calcium antagonists of arterial calcinosis. In: Fleckenstein A, Hashimoto K, Herrmann M, Schwarz A, Seipel L (eds) New calcium antagonists. Recent developments and prospects. Fischer, Stuttgart New York, pp 15–31

Fleckenstein A (1983) Calcium antagonism in heart and smooth muscle. Wiley, New York Chichester Brisbane Toronto Singapore

Flügel KA (1981) Klinik der cerebralen Mangeldurchblutung. Therapiewoche 27:24–27

Fratiglioni L, Innzitari D, Amaducci L (1983) Epidemiology of atherosclerotic brain disease: Geographic and temporal patterns of asymptomatic lesions, morbidity and mortality. In: Crepaldi G, Fellin R, Olsson AG, Toffano G (eds) Arteriosclerotic brain disease. Raven Press, New York, pp 1–8

Fukata J, Nakai Y, Imura H (1980) Release of immunoreactive beta-endorphin from rat hypothalamic fragments in vitro. Brain Res 201:492–496

Gould RJ, Murphy KMM, Snyder SH (1982) (^{3}H) nitrendipine-labeled calcium channels discriminate inorganic calcium agonists and antagonists. Proc Natl Acad Sci USA 79:3656–3660

Gould RJ, Murphy KMM, Reynolds IJ, Snyder SH (1983) Antischizophrenic drugs of the diphenylbutylpiperidine type act as calcium channel antagonists. Proc Natl Acad Sci USA 80:5122–5125

Hadjiev D (1983) Nimodipine in cerebrovascular insufficiency. Abstract, V. South East European Conference for Neurology and Psychiatry, 21th to 25th September 1983, Graz, Austria, p 83

Hancock JW, White WF, Cotman CW (1978) Differences in alkaline earth stimulation of neurotransmitter release from isolated brain synaptosomes. Naunyn-Schmiedebergs Arch Pharmacol 301:175–179

Haws CW, Gourley JK, Heistad DD (1983) Effects of nimodipine on cerebral blood flow. J Pharmacol Exp Ther 225(1):24–28

Haws CW, Heistad DD (1983) Cardiovascular effects of nimodipine. I. Effects on distribution of blood flow. II. Inhibition of cerebral vasoconstriction responses. J Cereb Blood Flow Metab [Suppl 1] 3

Heiss W-D (1979) Effects of drugs on cerebral blood flow in man. In: Goldstein M, Bolis C, Fieschi C, Gorini S, Millikan CH (eds) Advances in neurology, vol 25: Cerebrovascular disorders and stroke. Raven Press, New York, pp 95–114

Heiss W-D (1982) Hirndurchblutung und Hirnstoffwechsel im Alter und beim hirnorganischen Psychosyndrom. In: Bente D, Coper H, Kanowski S (Hrsg) Hirnorganische Psychosyndrome im Alter. Springer, Berlin Heidelberg New York, S 224–236

Held K (1984) 1. Internationales Nimotop®-Symposium. München. Praxiskurier 9, Beilage Heft 1, Seite XI

Hofferberth B (1980) Die Anwendung von Flunarizin bei Patienten mit vertebrobasilärer Insuffizienz. Arzneimittelforsch 30(II), Nr. (10):1817–1819

Hofferberth B (1983) Calciumantagonisten in der Therapie der vertebrobasilären Insuffizienz. Abstract, V. South East European Conference for Neurology and Psychiatry, 21th to 24th September 1983, Graz, Austria, p 74

Hoffmeister F, Benz U, Heise A, Krause HP, Neuser V (1982) Behavioral effects of nimodipine in animals. Arzneimittelforsch 32 (I), Nr. 4:347–360

Hoyer S, Oesterreich K, Weinhardt F, Krüger G (1975) Veränderungen von Durchblutung und oxydativem Stoffwechsel des Gehirns bei Patienten mit einer Demenz. J Neurol 210:227–237

Ingvar DH, Lassen NA (1979) Activity distribution in the cerebral cortex in organic dementia as revealed by measurements of regional cerebral blood flow. In: Hoffmeister F, Müller C (eds) Brain function in old age. Springer, Berlin Heidelberg New York, pp 268–277

Itil TM (1984) 1. Internationales Nimotop®-Symposium. München. Praxiskurier 9, Beilage Heft 1, Seite XI

James I (1984) 1. Internationales Nimotop®-Symposium. München. Praxiskurier 9, Beilage Heft 1, Seite IV

Kalimo H, Paljärvi L, Olsson K, Siesjö BK (1983) Structural aspects of energy failure states in the brain. In: Wiedemann K, Hoyer S (eds) Brain protection. Springer, Berlin Heidelberg New York Tokyo, pp 1–11

Kanowski S, Coper H (1982) Das hirnorganische Psychosyndrom als Ziel pharmakologischer Beeinflussung. In: Bente D, Coper H, Kanowski S (Hrsg) Hirnorganische Psychosyndrome im Alter. Springer, Berlin Heidelberg New York, S 3–21

Kay DWK (1972) Epidemiological aspects of organic brain disease in the aged. In: Gaitz CM (ed) Aging and the brain. Plenum Press, New York, p 15 (zit nach Kanowski 1982)

Kazda S, Garthoff B, Krause HP, Schloßmann K (1982) Cerebrovascular effects of the calcium antagonistic dihydropyridine derivative nimodipine in animal experiments. Arzneimittelforsch 32 (5):331–338

Kazda S, Garthoff B, Luckhaus G (1983) Calciumantagonists prevent brain damage in stroke-prone spontaneously hypertensive rats (SHR-SP) independent for their effect on blood pressure. J Cereb Blood Flow Metab [Suppl 1] 3

Kugler J (1983) Änderungen der EEG-Tätigkeit. Abstract, V. South East European Conference for Neurology and Psychiatry, 21th to 24th September 1983, Graz, Austria, p 71

Ladurner G, Iliff LD, Sager WD, Lechner H (1983) A clinical approach to vascular (multi-infarct) dementia. In: Meyer JS, Lechner H, Reivich M, Ott EO (eds) Cerebral vascular disease, vol 4. Excerpta Medica, Amsterdam Oxford Princeton, pp 236–243

Lauter H (1972) Organisch bedingte Alterspsychosen. In: Kisker KP, Meyer JE, Müller M, Strömgren E (Hrsg) Psychiatrie der Gegenwart. Springer, Berlin Heidelberg New York, S 1103–1142

Lauter H (1973) Psychosyndrom, organisches. In: Müller C (Hrsg) Lexikon der Psychiatrie. Springer, Berlin Heidelberg New York, S 418

Lenzi GL, Jones T, McKenzie CG, Moss S (1978) Noninvasive regional study of chronic cerebrovascular disorders using the oxygen-15-inhalation technique. J Neurol Neurosurg Psychiatry 41:11–17

Lin MR, Nemoto EM, Kessler PD (1983) Alterations in whole brain cyclic-AMP and cerebral cortex Na-inducible cyclic-AMP in rats during and after complete global ischemia. In: Wiedemann K, Hoyer S (eds) Brain protection. Springer, Berlin Heidelberg New York Tokyo, pp 55–66

London ED, Rapoport SI (1983) Cerebral glucose utilization in the aging rat and beagle: Implications for human brain metabolism, during aging and dementia. In: Crepaldi G, Felling R, Olsson AG, Toffano G (eds) Arteriosclerotic brain disease. Raven Press, New York

Marangos PJ, Patel J, Miller C, Martino AM (1982) Specific calcium antagonist binding sites in brain. Life Sci 31:1575–1585

Mikus P, Aufdembrinke B (1984) 1. Internationales Nimotop®-Symposium. München. Praxiskurier 9, Beilage Heft 1, Seite III

Minchin MCW (1980) The role of Ca^{2+} in the protoveratrine-induced release of gamma-aminobutyrate from rat brain slices. Biochem J 190:333–339

Murakami H, Kaji E, Segawa T (1978) Influences of verapamil, X-537 A, A-23187 and adenosine 3',5'-cyclic monophosphate on release of 5-hydroxytryptamine from rat brain slices. Jpn J Pharmacol 28:589–596

Murata S, Nagao T, Nakajima H (1982) Cerebral vasodilatation and spasmolytic activity of diltiazem in anaesthesized animals. Jpn J Pharmacol 32:1033–1040

Murphy KM, Snyder SS (1982) Calcium antagonist receptor binding sites labeled with (^{3}H)-nitrendipine. Eur J Pharmacol 77:201–202

Naritomi H, Meyer JS, Sakai F, Yamaguchi F, Shaw T (1979) Effect of advancing age on regional cerebral blood flow. Arch Neurol 36:410–416

Nemoto EM (1978) Pathogenesis of cerebral ischemia-anoxia. Crit Care Med J 6:203–214

Obrist WD (1979) Cerebral circulatory changes in normal aging and dementia. In: Hoffmeister F, Müller C (eds) Brain function in old age. Springer, Berlin Heidelberg New York, pp 278–287

Orrego F, Miranda R (1977) Effects of tetrodotoxin, elevated calcium and calcium antagonists on electrical induced ^{3}H-noradrenaline release from brain slices. Eur J Pharmacol 44:275–278

Ott E, Lechner H, Fazekas F, Tschinkel M, Schröer R (1983) Enhanced red cell aggregation and reduced red cell deformability in patients with cerebrovascular disease. In: Meyer JS, Lechner H, Reivich M, Ott EO (eds) Cerebral vascular disease, vol 4. Excerpta Medica, Amsterdam Oxford Princeton, pp 35–38

Perez FI, Matthew NT, Stump DA, Meyer JS (1977) Regional cerebral blood flow statistical patterns and psychological performance in multi-infarct dementia and Alzheimer's disease. Can J Neurol Sci 4:53–62

Prencipe M, Buttinelli C, Paolucci S, Fieschi C, Lucighani C, Lenzi GL (1983) Circulating platelet aggregates in 191 RIA-patients and 117 control subjects. In: Meyer JS, Lechner H, Reivich M, Ott EO (eds) Cerebral vascular disease, vol 4. Excerpta Medica, Amsterdam Oxford Princeton, pp 28–34

Poeck K (1972) Neurologie, 2. Aufl. Springer, Berlin Heidelberg New York

Pumain R, Heinemann V (1981) Extracellular calcium and potassium changes in mammalian neocortex. Adv Biochem Psychopharmacol 29:53–58

Quirion R (1983) Autoradiographic localization of a calcium channel antagonist (^{3}H)-nitrendipine binding site in the heart brain. Neurosci Letters 36:267–271

Ronchini P, d'Ambrosio E, Anesi E, Pelliconi P (1982) Effetti della flunarizina sull' insufficienza cerebrovasculare cronica: esperienza di un reparto geriatrico. G Clin Med 63:131–139

Savage IJ, Savage IT (1983) The acute effect of oral nimodipine on cerebral blood flow and alertness in normal volunteer subjects. Abstract, V. South East European Conference for Neurology and Psychiatry, 21th to 24th September 1983, Graz, Austria, p 75

Scheid W (1980) Lehrbuch der Neurologie, 5. Aufl. Thieme, Stuttgart New York

Schenk GK, Engelmeier M-P, Lodemann E, Pach J (1982) Vigilanz, hirnorganisches Psychosyndrom und Pharmakotherapie. In: Bente D, Coper H, Kanowski S (eds) Hirnorganische Psychosyndrome im Alter. Springer, Berlin Heidelberg New York, S 74–113

Schoemaker H, Boles RG, Roeske WR, Yamamura HI (1983) Allosteric modulation by diltiazem and verapamil of (^{3}H)nitrendipine binding to calcium channel sites in rat brain. Proc West Pharmacol Soc 26:219–224

Scott CK, Persico FJ, Carpenter K, Chasim M (1980) The effects of flunarizine, a new calcium antagonist, on human red blood cells in vitro. Angiology 31(5):320–330

Shaw TG, Mortel KF, Meyer JS, Hardenberg J, Okabe T, Okayasu H (1983) Four year longitudinal (prospective) analysis of age-related changes of cerebral blood flow measured in normal healthy and risk-factored volunteers. In: Meyer JS, Lechner H, Reivich M, Ott EO (eds) Cerebral vascular disease, vol 4. Excerpta Medica, Amsterdam Oxford Princeton, pp 15–21

Simard D, Oleson J, Paulson OB, Lassen NA, Skinhøj E (1971) Regional cerebral blood flow and its regulation in dementia. Brain 94:273–288

Sokoloff L (1979) Effects of normal aging on cerebral circulation and energy metabolism. In: Hoffmeister F, Müller C (eds) Brain function in old age. Springer, Berlin Heidelberg New York, pp 367–380

Staessen AJ (1977) Treatment of circulation disturbances with flunarizine and cinnarizine. VASA 6:59–71

Szot P, Johnson WE, Dodson RA (1982) Effects of verapamil with calcium chloride and calcium chloride plus A 23187 on rat cerebellar levels of cyclic GMP. Proc West Pharmacol Soc 25:349–351

Toole JF, Patel AN (1974) Cerebrovascular disorders. McGraw-Hill, New York

Verkerken D, van Veldhoven P, Proost C, Carton H, de Wulf H (1982) On the role of calcium ions in the regulation of glycogenolysis in mouse brain cortical slices. J Neurochem 38:1286–1295

Wibo M, Delfosse I, Goldfraind T (1983) Action of flunarizine and cinnarizine on calcium fluxes in synaptosomal preparations from rat cerebral cortex. Arch Int Pharmacodyn 263:333–334

Wouters L, Amery W, Towse G (1983) Flunarizine in the treatment of vertigo. J Laryngol Otol 97:697–704

Yamaguchi F, Meyer JS, Sakai F, Yamamoto M (1979) Zit nach Obrist WD (1979)

Yarbrough GG, Lake N, Phillis JW (1974) Calcium antagonism and its effect on the inhibitory actions of biogenic amines on cerebral cortical neurones. Brain Res 67:77–88

Zurgil N, Zisapel N (1983) Calcium-dependent protein phosphorylation and dephosphorylation in intact brain neurons in culture. FEBS Letters 156:257–261

5 Migräne

J. GRÖTZ

5.1 Einleitung: Klinische Erscheinungsformen und Therapie der Migräne

Migräne ist ein chronisches Kopfschmerzsyndrom, das durch halbseitig oder frontal lokalisierte, paroxysmal auftretende Kopfschmerzen charakterisiert ist. Häufig treten vor dem Kopfschmerz Prodromalerscheinungen auf; sie bestehen in Gesichtsblässe, Übelkeit, Unwohlsein, Gesichtsparästhesien, Flimmerskotomen. Häufig nach dem Aufwachen beginnend, steigert sich der Schmerz, der dumpfen oder bohrenden, manchmal auch pulsierenden Charakter hat, bis zu verschiedenen Schweregraden und hält über Stunden, über den gesamten Tag oder auch länger an. Begleitsymptome sind Übelkeit, Erbrechen, Geräuschempfindlichkeit, Schwindel, Obstipation, Schweißausbrüche, Oligurie, Polyurie, Fieber, orthostatische Hypotonie. Die ophthalmoplegische Form ist durch eine einseitige Okulomotoriusparese gekennzeichnet und von der ophthalmischen Migräne mit Flimmerskotomen zu unterscheiden. Schwere Epiphänomene in Form zerebraler Herdsymptome wie Parästhesien, flüchtige Paresen, Dysarthrie, weist die „migraine accompagnée" auf. Ähnlich schwere Symptome, nämlich Gesichtsfeldausfälle, Sensibilitätsstörungen, Schwindel, Ataxie, Dysarthrie und Tinnitus treten bei der Basilarismigräne auf.

Die Migräne kann in Abhängigkeit von der Schwere der Symptome zur völligen Inaktivität des Betroffenen führen und hat damit eine erhebliche individuelle und soziale Bedeutung; man hat daher seit längerem versucht, über die Anfallskupierung − mit Ergotamintartrat − hinaus eine Prophylaxe zur Verminderung von Anfallsfrequenz und -stärke zu finden. Hierzu sind bisher verschiedene Substanzgruppen wie Pizotifen, Methysergid, Clonidin, β-Blocker und Substanzen mit kalziumantagonistischer Wirkung verwendet worden. Heute finden die neu entwickelten Kalziumantagonisten vom 1,4-Dihydropyridin-Typ zunehmendes Interesse.

5.2 Pathophysiologische Aspekte der Migräne

5.2.1 Vasospasmus und zerebrale Durchblutungsstörungen bei Migräne

Die Pathogenese der Migräne ist trotz zahlreicher methodischer Fortschritte in den letzten Jahren nicht vollständig geklärt. Im Zentrum des Interesses stehen seit jeher die bei Migräne vorkommenden Änderungen der zerebralen Durchblutung bzw. die im Zusammenhang damit auftretende Hypoxie am Zerebrum.

Bereits 1938 konnten Graham u. Wolff (zitiert nach Boullin 1980) verstärkte arterielle Pulsationen an der erweiterten A. temporalis superficialis nachweisen, die bei erfolgreicher Therapie mit Ergotamintartrat verschwanden. Der Zusammenhang dieser Erscheinung mit Kopfschmerzen wird auch bei anderen Kopfschmerzursachen (Hypertonie, Epilepsie, körperliche Anstrengung, Einwirkung von Nitraten, Histamin, Alkohol u. a.) gefunden (Boullin 1980).

Bereits seit langem wird angenommen, daß es in der Prodromalphase (Auraphase) der Migräne zu einer Vasokonstriktion kommt, die von einer Vasodilatation in der Kopfschmerzphase gefolgt wird (Sandler 1978; Boullin 1980).

Nach Sicuteri (1974) sprechen folgende Tatsachen für eine vaskuläre Genese der Migräne:
a) Pulsationen und Druckschmerzhaftigkeit der A. temporalis superficialis während der Schmerzattacken,
b) Reduktion des Schmerzes bei Kreislaufdepression durch Karotisdruckversuch,
c) vasodilatierende Substanzen (z. B. Nitroglyzerin), im freien Intervall gegeben, provozieren eine Schmerzattacke,
d) vasokonstringierende Agenzien, wie Ergotamin, beseitigen den Kopfschmerz.

Gegen diese Theorie spricht, daß a) die Pulsation der A. temporalis superficialis nicht immer zu beobachten ist, b) der Druck auf die A. carotis nicht immer die Schmerzen beseitigt und c) sich der Nitratkopfschmerz erst nach einem längeren Intervall manifestiert, wenn die vasodilatatorische Wirkung bereits abgeklungen ist. Bei Gesunden kann durch Vasokonstriktion oder -dilatation kein Kopfschmerz provoziert werden. Für eine veränderte Reagibilität der Gefäße spricht, daß der Nitratkopfschmerz bei Migränekranken kurz vor und bis zu 1 Tag nach der Schmerzattacke nicht auslösbar ist.

Seit die Möglichkeit der Messung der regionalen Hirndurchblutung mit radioaktivem ^{133}Xe zur Verfügung steht, haben sich zahlreiche Untersucher mit der Frage der zerebralen Perfusion bei Migränepatienten befaßt.

Edmeads (1977) ermittelte an 4 Patienten mit Migräne und 1 Patienten mit Histaminkopfschmerz („cluster headache") den regionalen zerebralen Blutfluß (rCBF) mit Injektion von ^{133}Xe in die A. carotis. Fast alle Patienten hatten während der Aura einen reduzierten rCBF. Angiographisch konnte hierbei kein Spasmus nachgewiesen werden. Edmeads postulierte daher, daß sich der Spasmus auf Arteriolenebene abspielte. Während der Schmerzphase hatten fast alle Patienten einen erhöhten rCBF, den er als reaktive Hyperperfusion, hervorgerufen durch Metabolitenansammlung in der Hypoperfusionsphase, deutete. Die Lokalisation des Kopfschmerzes stimmte nur z.T. mit der Lokalisation des verminderten rCBF überein.

Mit der gleichen Methode fand Skinhøj (1973) ebenfalls eine Reduktion des rCBF in der Prodromalphase und eine statistisch signifikante Hyperperfusion bei 5 von 6 untersuchten Patienten in der Schmerzphase. Als Ursache hierfür entdeckte er eine im Liquor cerebrospinalis nachweisbare Laktazidose, die bei allen außer 1 Patienten gefunden wurde und Folge des anaeroben Metabolismus ist; Laktat ist bekannt als eine der Substanzen, die neben dem CO_2 die Autoregulation der Hirngefäße determinieren (Boullin 1980). Beim einzigen Patienten, der einen normalen rCBF hatte, wurde dies durch Hyperventilation mit erniedrigtem $paCO_2$ erklärt. Bei dieser Untersuchung ergaben sich darüber hinaus bei mehreren Patienten indirekte Hinweise auf einen erniedrigten Perfusionsdruck in der (nicht angiographierten) A. basilaris, indem sich die A. cerebri posterior bei der Karotisangiographie kontrastierte.

Ein gleichartiges Verhalten des rCBF an Patienten mit gewöhnlicher und klassischer Migräne fanden auch andere Autoren (Hachinski et al. 1976; Lechner et al. 1983; Simard u. Paulson 1973; Skinhøj u. Paulson 1969; Skinhøj 1973).

Bei mehrfachen engmaschigen Untersuchungen an jeweils 10 Patienten mit gewöhnlicher und klassischer Migräne fanden sich Unterschiede im Verhalten des rCBF bei beiden Gruppen (Lauritzen u. Olesen 1983). Alle Patienten mit gewöhnlicher Migräne und 5 Patienten mit klassischer Migräne hatten einen normalen rCBF mit symmetrischer Verteilung über beide Hirnhälften, während 3 Patienten mit klassischer Migräne in der Frühphase eine Hypoperfusion zeigten, die bis 1 h in die Kopfschmerzphase hinein anhielt. 2 weitere Patienten aus dieser Gruppe wurden innerhalb von 2 h nach Beginn der Kopfschmerzphase untersucht und zeigten ebenfalls Hypoperfusion. Nach Ergotaminbehandlung kehrte der rCBF in den Normbereich zurück. Daraus wird gefolgert, daß Migränekopfschmerz nicht unbedingt mit einer zerebralen Hyperämie verbunden sein muß. Abweichende Ergebnisse fanden auch Olesen et al. (1981) in der Schmerzphase, in der normale, übernormale und auch unternormale Blutflußwerte registriert wurden.

Das Ausmaß der Blutflußminderung betrug ca. 30% gegenüber dem Kontrollwert im schmerzfreien Intervall. Der minimale Wert lag bei 40 ml/100 g/min, also weit über der ischämischen Schwelle, die bei etwa 20 ml/100 g/min angesetzt wird, während Skinhøj (1973) und Olesen et al. (1981) in manchen Arealen eine für ausreichende Sauerstoffversorgung bereits kritische Herabsetzung der lokalen Perfusion fanden. Gegen die Studie von Lauritzen u. Olesen (1983) ist methodisch einzuwenden, daß sie zur Ermöglichung von Mehrfachuntersuchungen mit der ^{133}Xe-Inhalationsmethode durchgeführt wurde, bei der eine Überlagerung durch die Externagefäße zu einer Verfälschung der Ergebnisse führen kann (Skinhøj 1973).

Ein zerebraler Vasospasmus wird generell als Ursache der Reduktion des zerebralen Blutflusses im Migränefrühstadium gesehen (Sandler 1978; Sicuteri 1974). Ob dieser primäre Ursache zerebraler Hypoxie bei der Migräne ist, oder ob der Vasospasmus sekundäre Folge im Sinne einer vasalen Reaktion auf z. B. Veränderungen des Stoffwechsels oder auf gefäßwirksame Substanzen ist, ist bislang nicht eindeutig geklärt. Amery (1982) nimmt die zerebrale Hypoxie, die durch ein vermindertes O_2-Angebot, aber auch durch einen erhöhten O_2-Verbrauch bedingt sein könne, als ursächlich für das Auftreten des Vasospasmus an, der Folge einer hypoxisch bedingten Ausschüttung von vasoaktiven Substanzen, wie z. B. Serotonin und Katecholamine, sein soll. Dabei soll die zerebrale Hypoxie nicht notwendig von einem Vasospasmus gefolgt sein. Er folgert weiter, daß vor allem Substanzen, die das Hirn gegen Hypoxie schützen, therapeutisch wirksam sein können.

Dagegen vertritt Skinhøj (1973) die Ansicht, es sei schlüssiger, den initialen Vasospasmus als Folge eines herabgesetzten Hirnmetabolismus anzusehen, da die Azidose eine bekannte Ursache von Vasokonstriktion sei. Hierfür spricht die Beobachtung, daß fokale Symptome, wie Hemiparese, Parästhesie, Aphasie, bei seriellen rCBF-Bestimmungen bereits vor dem Auftreten einer Oligämie manifest wurden (Lauritzen et al. 1983).

Ob die beobachtete regionale Minderdurchblutung für die bei der Migräne auftretenden neurologischen Störungen verantwortlich ist, wird kontrovers beurteilt. Teilweise wurden keine Zusammenhänge zwischen fokaler Symptomatik und fokaler Ischämie gefunden (Edmeads 1977; Lauritzen et al. 1983), während Skinhøj (1973) bei 2 von 4 Patienten eine mit der neurologischen Symptomatik topisch korrelierende kritische Verminderung des rCBF sah.

Engmaschige Untersuchungen des zerebralen Blutflusses in verschiedenen Migränephasen bei den selben Patienten zeigten eine wellenartige Ausbreitung der Oligämie von hinteren zu vorderen Hirnanteilen, unter Berücksichtigung anatomischer Grobstrukturen (Lauritzen et al. 1983). Ähnliche Phänomene wurden tierexperimentell bei über das Hirn laufender Unterbrechung der kortikalen bioelektrischen Aktivität („spreading depression")

Tabelle 5.1. Ähnlichkeiten zwischen Vasospasmus und Migräne. (Aus Boullin 1980)

Parameter	Migräne	Vasospasmus
Einseitig	ja	ja
Dauer	1–2 Tage	≥ 7 Tage
Wiederholt	ja	nein
Neurologische Symptome	ja	ja
Letaler Verlauf	nein	ja
Medikamentöse Therapie	effektiv	ineffektiv
Intrakranielle Arterien	konstringiert	konstringiert
Extrakranielle Arterien	dilatiert	unbekannt
Psychosomatische Faktoren	ja	nein
Erbliche Faktoren	ja	? ja
Diätfaktoren	ja	nein
Trauma auslösend	ja	ja
Autoregulation	? gestört	gestört
Metabolische Faktoren	beteiligt	beteiligt
Blutplättchen beteiligt	ja	ja

Tabelle 5.2. Häufigkeit der Migräne bei Subarachnoidalblutung (SAB). (Nach Lance 1978, aus Boullin 1980)

Untersucher	Zahl der SAB-Patienten	Vorkommen von Migräne in %
Walton (1956)	312	5
Paterson u. McKissock (1956)	110	15
Blend u. Bull (1967)	220	5
Davis (1967)	431	6
Wolff (1963)	46	15
Waltimo et al. (1975)	48	31

gesehen, so daß hieraus der Analogschluß gezogen wurde, die migräne-bedingte Oligämie sei Folge einer primär neuralen Störung. Die Oligämie breitete sich langsam, mit einer Geschwindigkeit von 2 mm/min aus; neurologische Symptome traten zudem bereits vor der Oligämie im korrespondierenden Areal auf und gingen lange vor Ende der Oligämie zurück.

Zwischen Vasospasmus bei einer Subarachnoidalblutung und bei Migräne scheinen Parallelen zu bestehen (Tabellen 5.1, 5.2; Boullin 1980), wenn auch das Vorkommen von Migräne bei der Subarachnoidalblutung nicht allzu häufig ist; dies betrifft besonders die zirkulatorischen Veränderungen bei beiden Erkrankungen. Die wesentlichen Unterschiede bestehen darin, daß der Vasospasmus bei Migräne höchstens 1–2 Tage, bei Subarachnoidalblutung Tage bis Wochen dauert. Letale Folgen kommen nur bei Subarachnoidalblutung vor (s. Kap. 2); die therapeutische Beeinflußbarkeit ist bei Migräne-Vasospasmus eher gegeben.

5.2.2 Thrombozytenfunktion, Serotonin- und Prostaglandinmetabolismus bei Migränepatienten

Ergebnisse, die an Migränepatienten gewonnen wurden, stellen die Bedeutung von Änderungen der Plättchenfunktion und des 5-Hydroxytryptaminmetabolismus heraus.

Eine Herabsetzung des 5-Hydroxytryptamin-Serumspiegels bzw. eine vermehrte Ausscheidung von Metaboliten des 5-Hydroxytryptamins (Anthony et al. 1969; Cumings 1971, zit. nach Boullin 1980) sind bereits länger bekannte Hinweise auf eine Beteiligung dieser Substanz. Analysen des Liquor cerebrospinalis auf das Serotoninabbauprodukt 5-Hydroxyindolessigsäure bei Patienten mit Vasospasmus, allerdings bei Subarachnoidalblutung, ergaben einen höheren Gehalt bei Patienten mit mittelgradigem oder hochgradigem Spasmus gegenüber einer Kontrollgruppe. Dabei ergab sich keine signifikante Beziehung zum Grad des Spasmus, aber ein Trend zu erhöhten Werten bei schwerem Spasmus (Cummins 1973) (Tabelle 5.3). Inwieweit diese Ergebnisse auf das Krankheitsbild der Migräne anwendbar sind, ist schwierig zu sagen, ein Zusammenhang kann aber bei der anzunehmenden Rolle des 5-Hydroxytryptamin bei Migräne gegeben sein.

Boullin (1980) sieht einen Beweis für die Rolle des 5-Hydroxytryptamin in der therapeutischen Beeinflußbarkeit der Migräne durch Substanzen, die mit vaskulären 5-Hydroxytryptaminrezeptoren in unterschiedlicher Weise – agonistisch oder antagonistisch – interagieren. Dazu gehören Ergotamintartrat, Methysergid, Pizotifen, Cyproheptadin, Dihydroergotamin (Hardebo et al. 1978) und die Kalziumantagonisten (Edvinsson et al. 1979; Murata et al. 1982; Nakajima 1983; van Nueten u. Vanhoutte 1981; Salaices et al. 1983; Towart 1981b).

Tabelle 5.3. Beziehung zwischen Vasospasmus und Gehalt des Liquor cerebrospinalis an 5-Hydroxyindolessigsäure. (Aus Cummins 1973)

Kein Spasmus	Geringer Spasmus	Deutlicher Spasmus
$46,5 \pm 26$	31 ± 24	62 ± 46
$n = 51$	$n = 5$	$n = 7$

Zusammenhänge mit der Plättchenfunktion sahen mehrere Autoren, die nicht nur die Plasmaspiegel, sondern auch den Plättchengehalt àn 5-Hydroxytryptamin bei Migräne erniedrigt fanden (Curran et al. 1965; Pydzewski 1976; Somerville 1976). Nach einer Hypothese von Sandler (1972) soll die 5-Hydroxytryptaminfreisetzung aus Thrombozyten, die ihrerseits zu einer Freisetzung von Prostaglandinen aus Lungengewebe führt, Ursache des Migränekopfschmerzes sein.

Sicuteri (1974) stellt Serotonin in den Mittelpunkt der Migränepathogenese, da dieses zahlreiche Begleitsymptome der Migräne erkläre. Er nimmt an, daß in der vasokonstriktorischen Prodromalphase 5-Hydroxytryptamin aus Plättchen freigesetzt wird, das u. a. auch zu einer Sensibilisierung von Schmerzrezeptoren gegen andere Mediatoren wie Chinine, Histamin u. a. führen soll.

In einer eingehenden Untersuchung versuchten Lechner et al. (1983) Beziehungen zwischen der Plättchenaggregation auf 5-Hydroxytryptamin, ADP oder Adrenalin und dem mit der i.v. Xenonmethode gemessenen regionalen zerebralen Blutfluß zu finden. Patienten mit komplizierter Migräne wurden z.T. während der Prodromalphase, 12–48 h nach der Kopfschmerzphase und im Intervall untersucht und die Ergebnisse in Beziehung zu einer gesunden Kontrollgruppe gesetzt. Blutdruck und exspiratorisches CO_2 wurden zum Ausschluß autoregulatorischer Beeinflussung registriert; die Sensitivität der Plättchen gegen die aggregationsauslösenden Substanzen war bei Migränepatienten sowohl in der Prodromalphase als auch in der Phase nach Kopfschmerzen deutlich erhöht. Der Unterschied in der Postkopfschmerzphase gegen das beschwerdefreie Intervall war signifikant. Gleichzeitig war der regionale zerebrale Blutfluß gegenüber dem Intervall in der Prodromalphase herabgesetzt, in der Postkopfschmerzphase erhöht — beides signifikant. Die höchste Plättchenaggregationsbereitschaft lag z. Zt. des höchsten zerebralen Blutflusses während der Postkopfschmerzphase vor. Die Ergebnisse sprechen für die Auslösung des Vasospasmus durch Serotoninfreisetzung aus den Plättchen, während die anschließende Hyperperfusion bei dann weitgehend leeren Plättchen-Serotonin-Speichern als reaktiv auf die vorhergehende Hypoperfusion anzusehen ist.

Für eine Rolle der Prostaglandine spricht neben den tierexperimentellen Untersuchungen nach Ansicht von Boullin 1980 das Ergebnis einer Doppelblindstudie zur Prophylaxe der Migräne mit Acetylsalicylsäure (O'Neil u. Mann 1978). Deren prophylaktische Wirkung weist auf eine Beteiligung der Prostaglandine hin, da Acetylsalicylsäure die enzymatische Umwandlung von Arachidonsäure in zyklische Endoperoxide, die dann weiter in die Prostaglandinsynthesewege eingehen, hemmt. Hiermit werden alle Synthesewege, einschließlich die des Thromboxan und des Prostazyklins, gehemmt.

5.2.3 Hinweise für eine Beteiligung des vegetativen Nervensystems in der Migränepathogenese

Aufgrund der vegetativen Begleitsymptome bei der Migräne wurde eine Beteiligung des autonomen Nervensystems an der Migränepathogenese angenommen. Eine Studie an Patienten mit gewöhnlicher und klassischer Migräne sowie Histaminkopfschmerz (Komatsumoto et al. 1983) untersuchte verschiedene Parameter der autonomen Funktion im beschwerdefreien Intervall. Bei allen Patienten war der Plasmagehalt an Noradrenalin in Ruhe signifikant erniedrigt. Unter Orthostase zeigten Gesunde einen signifikanten Anstieg der Katecholamine, während die Patientengruppe nur einen nichtsignifikanten Anstieg zeigte. Bei Migränekranken fiel der Blutdruck unter Orthostase signifikant ab. Als weitere Zeichen einer autonomen Störung fanden sich eine signifikant herabgesetzte Blutdruckreaktion beim Valsalva-Versuch und eine vermehrte Pupillenreaktion auf topische Noradrenalinapplikation (bei klassischer Migräne). Beides läßt auf eine Unterfunktion des sympathischen Nervensystems schließen.

5.2.4 Pathogenese des Vasospasmus bei Migräne. – Die Rolle von Kalzium und Kalziumantagonisten unter physiologischen und pathologischen Bedingungen

Die Pathogenese des zentralen Phänomens der Migräne, des Vasospasmus, ist nicht eindeutig geklärt, daher müssen alle Mechanismen, die die zerebrale Zirkulation regeln, in die Überlegungen einbezogen werden.

Folgende Faktoren sind in die Regulierung der zerebralen Gefäßweite und der Hirndurchblutung involviert (Übersicht bei McHenry 1978; Boullin 1980):

A. Extrazerebrale Faktoren:

1) arterieller Blutdruck und daraus resultierender Perfusionsdruck,
2) kardiovaskuläre Funktion,
3) Blutviskosität.

B. Zerebrale Faktoren:

1) anatomischer Zustand zerebraler Gefäße,
2) Innervation zerebraler Gefäße,
3) Kapazität der Gefäße zur Produktion vasomotorischer Substanzen (z. B. Prostaglandine),
4) zerebrale Autoregulation (durch CO_2, pH, Laktat, Stoffwechselprodukte – s. Abb. 5.1).

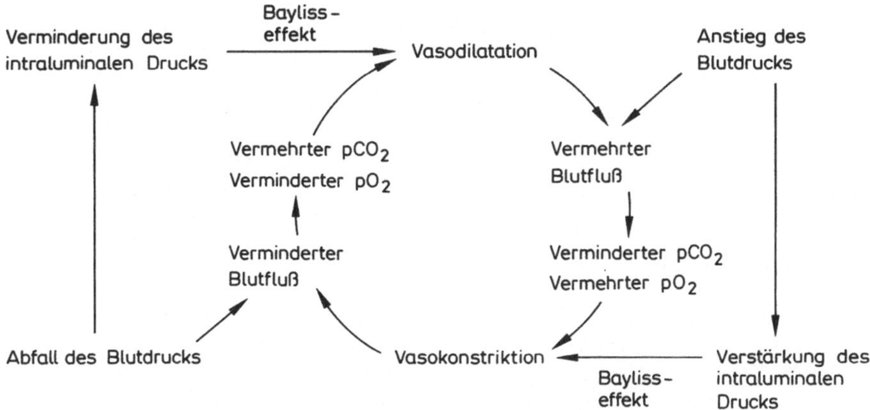

Abb. 5.1. Schema der Autoregulation. (Aus Meyer et al. 1972)

Die zerebrale Perfusion, die aus der Differenz zwischen arteriellem Blutdruck und intrakraniellem Druck resultiert, wird durch die Autoregulation der Hirngefäße konstant gehalten, indem der zerebrale Gefäßwiderstand über den arteriellen Gefäßtonus reguliert wird. Neben der myogenen Kontrolle, die durch den paCO₂ modifiziert und durch Freisetzung von Kalium und anderen Ionen während des Prozesses der Neurotransmission beeinflußt wird, gibt es Hinweise auf eine neurogene Kontrolle, die von den sympathisch und parasympathisch innervierten größeren extra- und intrakraniellen Gefäßen ausgeübt wird. Überträgerstoffe scheinen außer Noradrenalin Dopamin und 5-Hydroxytryptamin (Serotonin) (Sicuteri 1974) zu sein; besonders letzteres ist ein potenter Vasokonstriktor zerebraler Gefäße. Kontroverse Ergebnisse bestehen bezüglich der Einwirkung von Noradrenalin auf den zerebralen Blutfluß. Weitere diskutierte Substanzen sind Angiotensin, Bradykinin, Histamin und Prostaglandine (Boullin 1980). Wahrscheinliche Bildungsorte sind die zellulären Blutbestandteile, Arterien, Neuronen und Gliazellen. Auf die Bedeutung des Kalziums für die Autoregulation weist Fleckenstein (1983) hin, der am isolierten perfundierten Kaninchenohr zeigte, daß die druckabhängige Kontrolle der glatten Muskulatur kalziumabhängig ist. Unter Kalziumentzug oder Gabe von Kalziumantagonisten nimmt die Durchblutungssteigerung bei Drucksteigerung entsprechend mehr zu (Abb. 5.2).

Die Ergebnisse verschiedener Autoren bezüglich der Einwirkung dieser Substanzen auf den zerebralen Blutfluß sind uneinheitlich (Tabelle 5.4). Möglicherweise überspielt die Autoregulation den nervalen Einfluß, wenn er überhaupt gegeben ist, oder die sympathische Stimulation tritt nur unter besonderen pathologischen Bedingungen ein; letztlich könnte auch die Regulation über noch nicht identifizierte Neurotransmitter erfolgen (Boullin 1980). Eine Durchbrechung der Autoregulation unter Hypoxiebedingungen

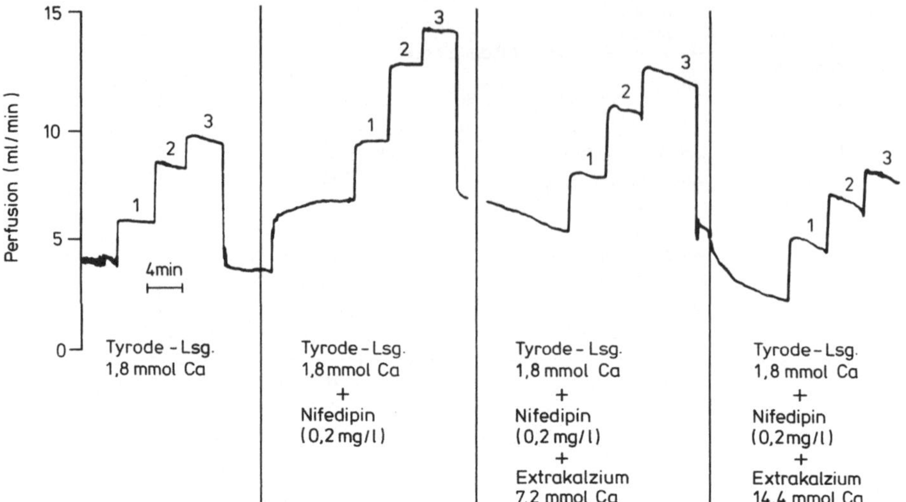

Abb. 5.2. Perfusion des Kaninchenohrs mit Tyrodelösung und Nifedipin mit und ohne Ca^{2+}-Zugabe. (Aus Fleckenstein 1983)

Tabelle 5.4. Einwirkung von Überträgersubstanzen auf den zerebralen Blutfluß. (Aus Boullin 1980, mod. nach Edvinsson u. MacKenzie 1977)

Parameter	Zerebraler Blutfluß		
	Zu-nahme	Kein Effekt	Ab-nahme
Sympathische Stimulation	0	5	16
Noradrenalin	9	7	15
5-Hydroxytryptamin	2	3	8
Dopamin	2	0	1

soll u. a. durch Verarmung an Transmittersubstanzen zustande kommen (Boullin 1980).

Beziehungen zwischen vegetativem Nervensystem und Kalzium wurden von mehreren Autoren gefunden: Bei Stimulation mit selektiven α_1-Agonisten (Methoxamin) und α_2-Antagonisten (B-HT 933) ergab sich experimentell ein Kalziumeinstrom in glatte Muskulatur, der für die Kontraktion Voraussetzung ist, nur bei α_2-Rezeptorenstimulation, während die α_1-Rezeptoreninteraktion nicht primär kalziumabhängig war und durch Kalziumantagonisten nicht bzw. kaum beeinflußt wurde (van Zwieten et al. 1981). Die Aktivierung von α_1-Rezeptoren transloziert Kalzium durch potentialunabhängige Kalziumkanäle, die nicht durch Kalziumantagonisten gehemmt werden (Langer u. Galzin 1982). Dies konnte auch für die Kalziumantagonisten

Nifedipin und Nimodipin nachgewiesen werden (van Meel et al. 1982). Dies erfolgte nicht nur bei α-Rezeptorenstimulation durch die selektiven Agonisten Methoxamin und B-HT 920, sondern es wurde auch eine Wirksamkeit auf den Effekt endogenen Noradrenalins festgestellt, der auf eine α_2-Wirkung bezogen wird. Bezüglich der Reduktion des Blutdruckanstiegs auf Gabe des selektiven α_2-Agonisten war Nimodipin gegenüber Nifedipin 5fach stärker wirksam.

Fleckenstein (1983) fand die Autoregulation abhängig vom Kalzium, nicht jedoch von α- oder β-Blockade.

Die o. g. Ergebnisse stehen im Gegensatz zu der Mitteilung, daß die Kalziumantagonisten vom Dihydropyridintyp nur die kaliuminduzierte glatte Muskelkontraktion über potentialsensitive Kalziumkanäle, nicht jedoch die noradrenalininduzierten hemmen (Bellemann et al. 1983).

Besonders die Zerebralarterien reagieren empfindlich auf die Einwirkung von Kalziumantagonisten bei durch Kalium oder andere Substanzen induzierter Kontraktion. Die kaliumdepolarisierte Basilararterie des Kaninchens relaxiert völlig nach Zugabe von Nifedipin (Fleckenstein 1983) (Abb. 5.3). Ihre Wirkung wird nicht nur über die mittels Kalium aktivierbaren potentialsensitiven Kanäle vermittelt, sondern auch über die rezeptorgesteuerten, die z. B. durch Serotonin aktiviert werden.

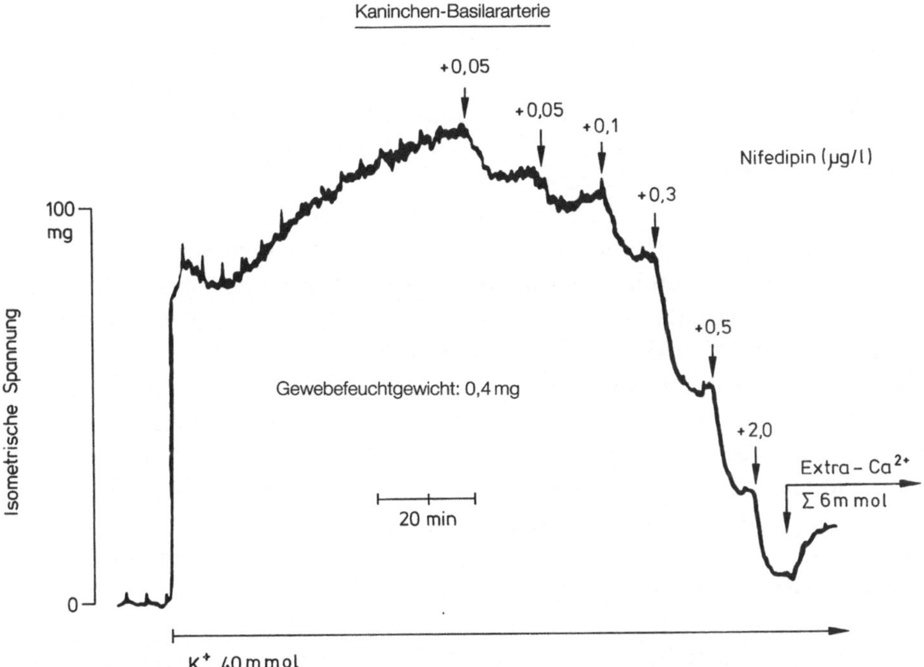

Abb. 5.3. Komplette Relaxation K$^+$-depolarisierter kontrahierter Basilararterienstreifen vom Kaninchen durch Nifedipin. (Aus Fleckenstein 1983)

Inwieweit in vivo die kaliumausgelöste Vasokonstriktion von Bedeutung ist, ist nicht sicher geklärt. Da Hypoxie und Ischämie das Ionenmilieu ändern (Hossmann u. Kleihues 1973), ist ein solcher Zusammenhang denkbar. Experimentell kann Vasospasmus mit intrazisternaler Kaliuminjektion ausgelöst werden (Wilkins u. Levitt 1971).

Durch Überträgerstoffe wie Histamin, Phenylephrin oder das Thromboxananalog CTA_2 in vitro ausgelöste Arterienkontraktionen wurden sowohl durch Kalziumentzug als auch die Zugabe von Kalziumantagonisten effektiv gehemmt, was die Bedeutung des Kalziumions für diesen Kontraktionsmechanismus zeigt (Towart et al. 1982). An der Basilararterie war der Effekt stärker ausgeprägt als an einer vergleichend untersuchten peripheren Arterie, was für differente Wirksamkeit der Kalziumantagonisten bzw. differente Kalziumwirkung in den verschiedenen Gefäßprovinzen spricht. Die Stärke der Gefäßwirkung nahm in der Reihenfolge Nimodipin – Nifedipin – Verapamil ab. Auch Niludipin ist ein sehr gefäßwirksamer Kalziumantagonist, der in der Wirkung den genannten ähnlich ist (Fleckenstein 1983).

Bei Inkubation von A. basilaris-Streifen mit Serotonin ergab sich ein Kontraktionsverhalten, das aus einem starken initialen Anstieg der Wandspannung, gefolgt von kurzer Relaxation und langsamem Wiederanstieg der Spannung bestand. Die anfänglich kurze Phase wurde durch Nimodipin kaum gehemmt, die darauffolgende tonische, wahrscheinlich durch rezeptorgesteuerte Kanäle vermittelte, jedoch deutlich (Towart 1981a). Dieses Phänomen erklärt Towart mit Vorhandensein eines intrazellulären Kalziumpools in der A. basilaris, der im kalziumfreien Medium nicht wieder aufgefüllt wird (Abb. 5.4). Das unterschiedliche dosisabhängige Ansprechen von V. saphena und A. basilaris zeigt Abb. 5.5.

Kazda u. Towart (1982) fanden, daß an Aortenstreifen die durch Stimulation von Gefäßrezeptoren (mit Noradrenalin, aber auch Serotonin) ausgelöste Kontraktion durch den Kalziumantagonisten Nimodipin nicht aufgehoben werden konnte. Dagegen konnten serotoninausgelöste Kontraktionen der Kaninchen-Basilararterie durch Nimodipin völlig unterbunden werden; daher wird Nimodipin ein spezifischer Effekt auf zerebrale Gefäße zugeschrieben. Dies wird zurückgeführt auf zwei verschiedene Wirkungsmechanismen des Noradrenalins, das sowohl über rezeptorgesteuerte Kanäle, die nicht durch Kalziumantagonisten beeinflußt werden, als auch über Freisetzung intrazellulären Kalziums wirkt. Der letztere Vorgang ist auf den Nachstrom von extrazellulärem Kalzium angewiesen. Die Verteilung dieser beiden Mechanismen an den Gefäßen soll unterschiedlich sein (Towart et al. 1982).

In-vitro-Untersuchungen an menschlichen Zerebralarterien, an denen Kontraktionen durch Kalium, Noradrenalin und Serotonin ausgelöst wurden, zeigten ebenfalls eine Kalziumabhängigkeit. Dementsprechend konnte

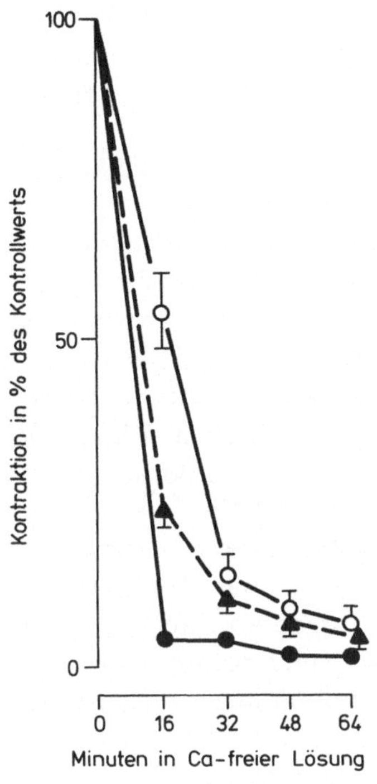

Abb. 5.4. Zeitabhängigkeit der Kontraktilitätsabnahme der Basilararterie (● = tonische Komponente, ○ = schnelle Komponente) und der A. saphena (▲) bei Kalziumentzug. (Aus Towart 1981a)

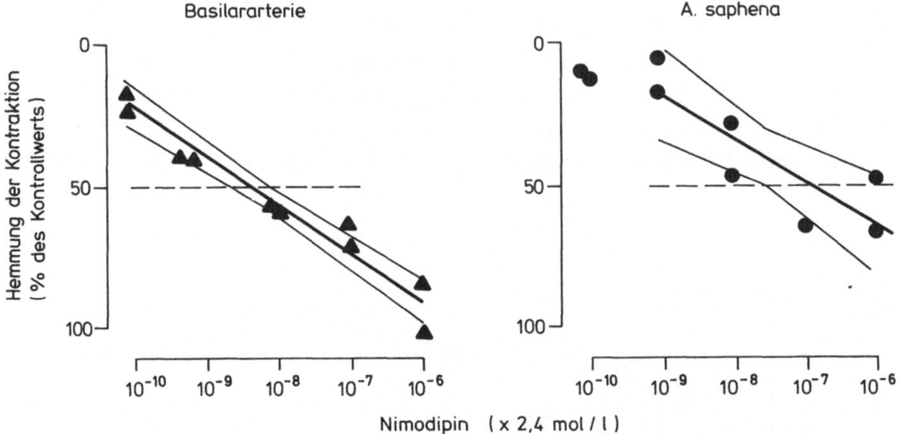

Abb. 5.5. Prozentuale Hemmung der blutinduzierten Kontraktionen der Basilararterie und der A. saphena durch Nimodipin. (Aus Towart u. Perzborn 1981)

eine Relaxation mit den Kalziumantagonisten Verapamil und Mn^{2+} erreicht werden sowie eine erneute Kontraktion durch Kalziumzugabe ausgelöst werden.

Die ID_{50} (Konzentration, die die Kontraktion um 50% hemmt) war bei kaliuminduzierter Kontraktion kleiner als bei der mit Noradrenalin und

serotonininduzierten. Hieraus wurde ebenfalls geschlossen, daß die kalium-
induzierte Depolarisation über Kalziumeinstrom via potentialsensitive
Kanäle, die serotonin- und noradrenalininduzierte über rezeptorgesteuerte
Kanäle zustande kommt (Salaices et al. 1983).

Auch mit anderen Kalziumantagonisten als den Dihydropyridinabkömm-
lingen oder Verapamil ließen sich ähnliche Resultate gewinnen.

An Gefäßpräparaten von Ratten und Kaninchen zeigte Cinnarizin, ein
nichtspezifischer Kalziumantagonist, eine Hemmung kalziumabhängiger
Kontraktionen (van Nueten et al. 1978), die im Vergleich zu bekannten
Vasodilatatoren wie Papaverin, Bencyclan, Pentoxifyllin und Xanthinol-
nicotinat stärker ausgeprägt war. Die Wirkung war gefäßspezifisch und am
Myokardpräparat nicht nachweisbar. Das Cinnarizinderivat Flunarizin
zeigte ebenfalls eine konzentrationsabhängige Hemmung der noradrenalin-
und kaliuminduzierten Kontraktionsantwort an Gefäßstreifen von Aorten-
und Mesenterialarterien, die durch den Kalziumantagonismus bedingt war
(Godfraind u. Dieu 1981). Eine unterschiedliche Kalziumabhängigkeit der
Vasokonstriktion durch verschiedene Substanzen ergab sich auch bei Anwendung von Cinnarizin. Die histamin-, serotonin- und noradrenalininduzierte Kontraktion wurde stärker als eine bradykinininduzierte gehemmt
(van Nueten u. Vanhoutte 1981) (Abb. 5.6).

Außer unterschiedlicher Wirkung von Kalziumantagonisten auf unter-
schiedlich ausgelöste Gefäßkontraktionen sind auch unterschiedliche Affini-
täten verschiedener Kalziumantagonisten zum Kalziumkanal bei derartigen
Untersuchungen zu berücksichtigen. Dies manifestiert sich am Beispiel der
Einwirkung auf die Portalvene, die rhythmischen Kontraktionen unterliegt.
Hier führten die Kalziumantagonisten D 600 (Gallopamil), Verapamil und
Nifedipin zur vollständigen Blockierung, Cinnarizin und Lidoflazin zu leich-

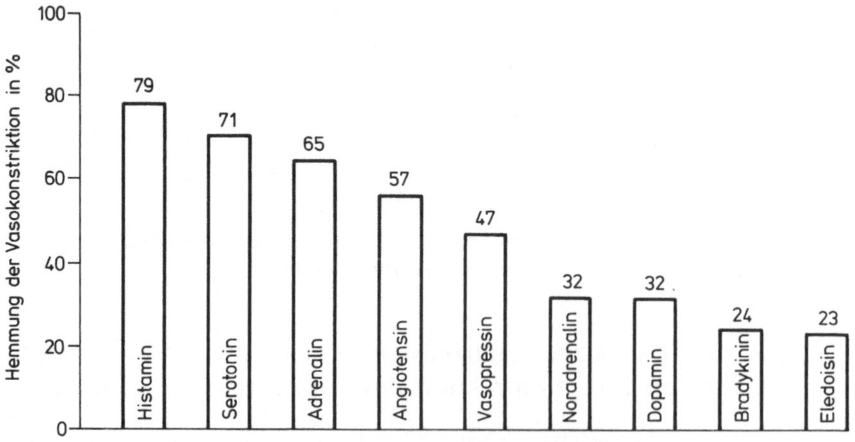

Abb. 5.6. Hemmung des Ausmaßes unterschiedlich induzierter Vasokonstriktion am perfundierten Kaninchenohr durch Cinnarizin. (Aus van Nueten u. Vanhoutte 1981)

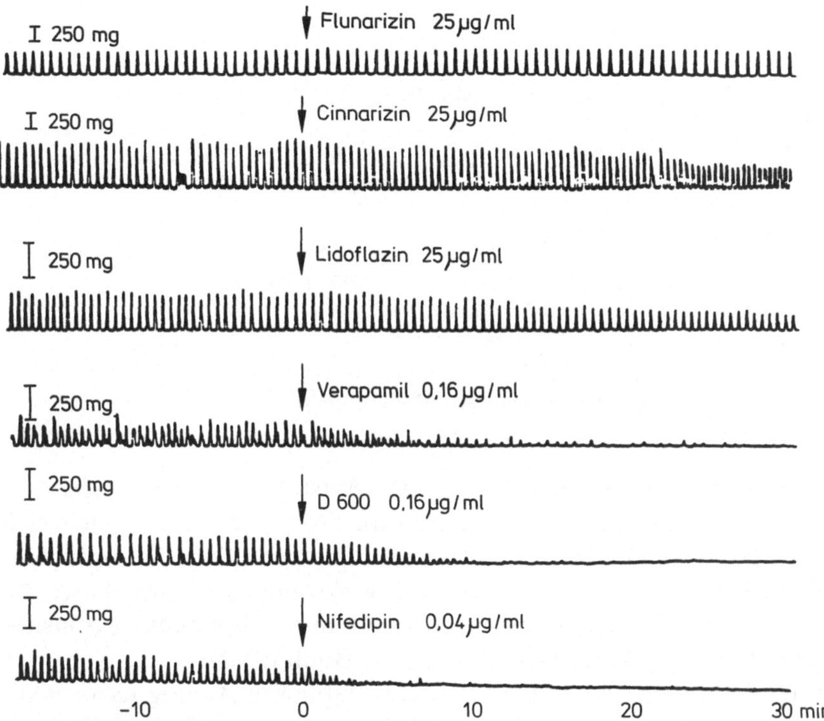

Abb. 5.7. Unterschiedlicher Einfluß der Kalziumantagonisten Flunarizin, Cinnarizin, Lidoflazin, Verapamil, D 600 und Nifedipin auf die myogene Aktivität der Rattenpfortader. (Aus van Nueten u. Vanhoutte 1981)

terer Inhibierung, und Flunarizin hatte keine kontraktionshemmende Wirkung (van Nueten u. Vanhoutte 1981) (Abb. 5.7). Hieraus soll auf die Wirkung an Arteriolen, die gleichermaßen einen hohen myogenen Tonus haben, geschlossen werden können.

Nicht nur die Kontraktionen glatter Gefäßmuskulatur durch Überträgerstoffe oder kaliumvermittelte Depolarisation bzw. die sympathische rezeptorvermittelte konnte durch Kalziumantagonisten gehemmt werden, sondern auch die autoregulatorische Kontraktion bei Hypokapnie oder Blutdrucksteigerung wurde durch Nimodipin experimentell gehemmt (Haws u. Heistad 1983).

Zentrale Bedeutung bei der Auslösung des Vasospasmus scheint dem 5-Hydroxytryptamin (Serotonin) zuzukommen, das offenbar auch über einen Kalziumeinstrom in die glatte Muskelzelle wirksam wird. An der Rattenschwanzarterie konnten serotonininduzierte Kontraktionen mit verschiedenen Kalziumantagonisten wirksam gehemmt werden, nicht jedoch mit dem Serotoninantagonisten Methysergid (van Nueten u. Vanhoutte 1981), ebenso an der isolierten Basilararterie des Kaninchens (Towart 1981a).

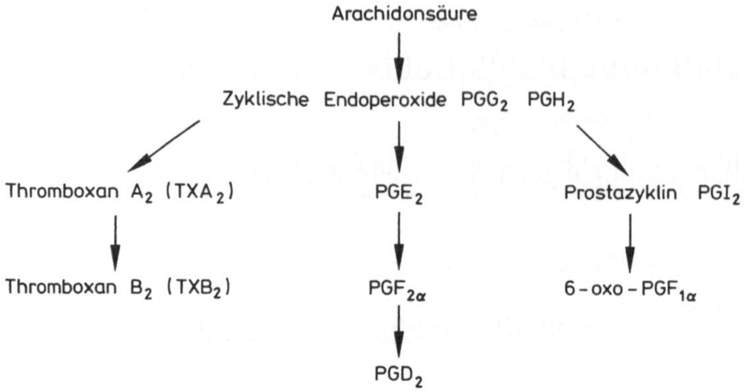

Abb. 5.8. Synthesewege der Prostaglandine. (Aus Boullin 1980)

Eine weitere Substanzgruppe, die an der Entstehung des Vasospasmus beteiligt zu sein scheint, sind die Prostaglandine (Abb. 5.8), unter denen sich sowohl vasodilatatorische als auch vasokonstringierende Substanzen finden. Insbesondere Thromboxan A_2 ist eine stark wirksame vasokonstriktorische Substanz, die an zerebralem Vasospasmus und an der Entstehung transitorisch-ischämischer Attacken beteiligt sein soll (Boullin 1980).

Experimentelle Untersuchungen mit dem stabileren Analog karbozyklisches Thromboxan A_2 (CTA_2) zeigten eine dosisabhängige Konstriktion von V. saphena- und A. basilaris-Präparaten, die durch einen langsamen Anstieg der basalen Spannung und zusätzliche Überlagerung mit phasischen Kontraktionen gekennzeichnet war. Der Wirkmechanismus ist an der A. basilaris in einem kalziumabhängigen Mechanismus zu vermuten, da die Kontraktion durch den Kalziumantagonisten Nimodipin dosisabhängig verhindert werden konnte (Towart u. Perzborn 1981). An Koronargefäßstreifen wurde eine ebenfalls durch einen Kalziumantagonisten (Diltiazem) reduzierbare kontrahierende Wirkung der Prostaglandine F_{2a} und PGE_2 nachgewiesen (Yamamoto et al. 1972). Durch Blockierung des Kalziuminfluxes vom Extrazellulärraum in den glatten Gefäßmuskel werden prostaglandininduzierte Gefäßkontraktionen in vitro verhindert (Simeone u. Vinall 1975).

Eng verknüpft mit der Einwirkung von Prostaglandin auf die zerebralen Gefäße ist die Rolle der Thromobzyten, deren Funktion und Verhalten mit dem Gleichgewicht der Arachidonsäuremetaboliten verbunden ist; aggregierende Thrombozyten setzen Thromboxan A_2 und Endoperoxide frei.

Interaktion zwischen Prostazyklin und den verschiedenen, von Thrombozyten abgegebenen Vasokonstriktoren − wozu neben Prostaglandin auch 5-Hydroxytryptamin gehört − sollen für die Aufrechterhaltung des normalen arteriellen Gefäßtonus und u. U. auch für die Entstehung des zerebralen Vasospasmus mitverantwortlich sein (Ellis et al. 1977). Experimentell wurde der labile Arachidonsäuremetabolit Thromboxan A_2 durch Zugabe zykli-

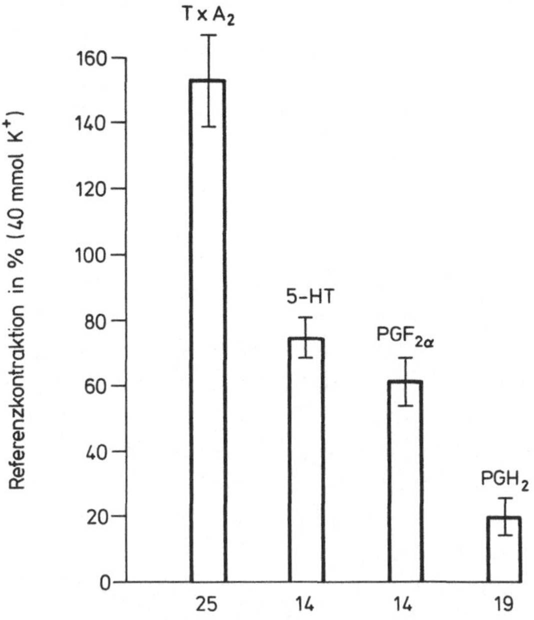

Abb. 5.9. Kontraktion von Zerebralarterienstreifen durch Thromboxan A_2 (TxA₂), Serotonin (5-HT), Prostaglandin F_2 (PGF₂ₐ) und Prostaglandin H_2 (PGH₂). *Abszisse:* Zahl der Arterienstreifen. (Aus Ellis et al. 1977)

scher Pro-Endoperoxide zu Thrombozytenfragmenten produziert. Die vasokonstriktorische Wirkung wurde an der isometrischen Kontraktion von Arterienstreifen auf Zugabe von Kalium zur umgebenden Lösung als Referenzwert ermittelt. Es zeigte sich eine unterschiedliche Wirkung auf verschiedene Gefäße, indem sich die A. cerebri media des Rindes auf ca. 153% des Referenzwerts kontrahierte, die A. carotis communis vom Schwein nur auf ca. 2%. Koronararterien beider Spezies zeigten eine ebenfalls relativ geringe Kontraktionsbereitschaft. Der Effekt von Thromboxan A_2 war etwa doppelt so groß wie der von PGF₂ₐ und der von 5-Hydroxytryptamin (Ellis et al. 1977) (Abb. 5.9). Die Autoren folgern aus der Untersuchung hypothetisch, daß z. B. Epithelschäden über eine Plättchenaggregation und über die Freisetzung von Thromboxan A_2 zu zerebralem Vasospasmus führen.

Eine Übersicht (Literatur s. dort) über die Interaktionen zwischen Transmittersubstanzen, Plättchenfunktion, Prostaglandinen und Kalzium findet sich bei de Clerck und David (1981), die wie folgt zusammengefaßt wird:

Thrombozyten reagieren auf verschiedene Einwirkungen mit Änderung der Form, Aggregation und einer Freisetzungsreaktion. Unter den auslösenden Substanzen (Tabelle 5.5) sind Adrenalin, Noradrenalin, Dopamin, 5-Hydroxytryptamin, Prostaglandin, Endoperoxide und Thromboxan A_2. Die Thrombozytenverformung erfolgt unter der Mitwirkung des membrangebundenen intrazellulären Kalziums, die (reversible) Aggregation dagegen

Tabelle 5.5. Physiologische Induktoren der Plättchenaktivierung. (Aus De Clerck u. David 1981)

Proteasen, Thrombin, Trypsin
Biogene Amine: Adrenalin, Noradrenalin, Dopamin, Vasopressin, 5-Hydroxytryptamin
Hochmolekulare Komplexe: Kollagen, IgA-Antigen-Antikörper-Komplexe, aggregiertes IgG, polymerisiertes Fibrin
ADP
Prostaglandin-Endoperoxide, Thromboxan A_2
PAF (IgG-vermittelte Freisetzung)

benötigt extrazelluläres Kalzium. Die Freisetzungsreaktion („release reaction") verlangt wieder intrazelluläres Kalzium, allerdings steigt hierbei auch die Permeabilität der Zellmembran für Kalzium. Beim Menschen wird die Aggregation und die ADP-induzierte Freisetzungsreaktion durch Kalzium bereits in subphysiologischen Konzentrationen ermöglicht; zusätzliche Mechanismen sind anzunehmen. Noradrenalininduzierte Aggregation geht mit einer höheren Kalziumaufnahme einher, die in vitro durch den anorganischen Kalziumantagonisten Lanthanum gehemmt werden kann. Die Freisetzung von 5-Hydroxytryptamin verstärkt wiederum die Plättchenaggregation auf ADP, Adrenalin, Noradrenalin oder Arachidonsäure.

Eine Theorie des Vasospasmus entwirft Boullin (1980), die allerdings primär auf den Vasospasmus bei Subarachnoidalblutung Anwendung finden soll: Der arterielle zerebrale Gefäßtonus soll demnach durch ein Gleichgewicht zwischen konstriktorisch wirkenden zyklischen Endoperoxiden und Thromboxan A_2 einerseits und dem vasodilatierenden Prostazyklin andererseits aufrecht erhalten werden. Dabei besteht eine Balance zwischen TXA_2/ PGH_2 (Gefäßverengung) und PGI_2 (Gefäßerweiterung und Hemmung der Thrombozytenaggregation). Daneben wirken die bekannten anderen autoregulatorischen Faktoren. Aufgrund einer Intimaläsion (z.B. durch Ruptur eines Hirnbasisaneurysmas) entsteht ein Defizit an PGI_2, das zur vermehrten Plättchenaggregation und verminderten Prostazyklinsynthese führt. Die Synthese vasokonstriktorischer Prostaglandine überwiegt. PGH_2 und TXA_2 werden von der Gefäßwand frei. Daneben werden folgende zusätzliche Faktoren als relevant angesehen:

a) gefäßbedingte Faktoren: Freisetzung von Transmittern und ihren Präkursoren, Adeninnukleotide, Protein, Polypeptide,
b) zerebrale Faktoren: Neurotransmitter und Monoamine,
c) Plättchen und andere Blutzellen: 5-Hydroxytryptamin, Adeninnukleotide, Proteine, Polypeptide, Hämoglobin, Anionen, Kationen.

Boullin (1980) wendet die Hypothese auch auf die Migräne an und sieht in der streßinduzierten 5-Hydroxytryptaminfreisetzung aus Thrombozyten den initialen Auslöser. Die weitere Plättchenaggregation werde dann durch das Ungleichgewicht zwischen Thromboxan A_2 und Prostazyklin aufrecht erhalten. Die Migränebegleitsymptome Kopfschmerz und Blässe führt er auf die Wirkung vasokonstriktorischer Prostaglandine zurück.

Eine Kontrollfunktion der endothelial produzierten Prostaglandine auf die 5-Hydroxytryptaminfreisetzung nehmen auch Spatz et al. (1983) an. Sie postulieren bei Migräne eine zentrale Störung der 5-Hydroxytryptaminsynthese und -freisetzung, die auch die Plättchen umfaßt. Sie konnten nachweisen, daß nicht nur die Plättchen, sondern auch Zellkulturen kleiner zerebraler Gefäße die Fähigkeit zur 5-Hydroxytryptaminsynthese besitzen.

Neben der Wirkung auf prostaglandininduzierte arterielle Kontraktionen haben Kalziumantagonisten auch Wirkungen auf die Thrombozyten. Verapamil hemmt die noradrenalininduzierte, evtl. durch ADP noch zu verstärkende Plättchenreaktion in Abwesenheit, aber nicht in Anwesenheit von Kalzium. Indem es die intrazelluläre Kalziumredistribution hemmt, macht es die Thrombozyten allein von extrazellulärem Kalzium abhängig. Wegen der notwendigen hohen Konzentrationen an Kalziumantagonisten ist die praktische Bedeutung dieses Mechanismus limitiert (De Clerck u. David 1981; Literatur s. dort).

Verapamil, Nifedipin, Nimodipin und Nisoldipin wurden im plättchenreichen Katzenplasma auf aggregationshemmende Wirkung mittels optischer Aggregometrie untersucht. Nur Verapamil und Nisoldipin hatten eine signifikante Einwirkung auf die ADP-induzierte Plättchenaggregation. Die arachidonsäureinduzierte Aggregation wurde von diesen Kalziumantagonisten ebenfalls inhibiert (Schmunk u. Lefer 1982).

5.3 Tierexperimentelle Untersuchungen zur Frage des Vasospasmus und seiner Beeinflußbarkeit durch Kalziumantagonisten

Die tierexperimentellen Untersuchungen zur Frage der Beeinflussung des Vasospasmus durch Kalziumantagonisten konzentrieren sich vorwiegend auf den Vasospasmus bei Subarachnoidalblutung, der experimentell durch Einwirkung von Blut- oder Blutbestandteilen auf Zerebralarterien erzeugt werden kann.

Bei der Anwendung von Kalziumantagonisten zur Bekämpfung von Gefäßspasmen durch Substanzen, die in der Pathogenese der Migräne bedeutsam zu sein scheinen, konnte ebenfalls deren Wirksamkeit überzeugend nachgewiesen werden.

Bei Katzen wurden 5-Hydroxytryptamin oder PGF_{2a} topisch auf die freigelegte A. vertebralis appliziert und der Durchmesser des Gefäßes mikroskopisch direkt bestimmt. Sowohl die topische Applikation von Diltiazem

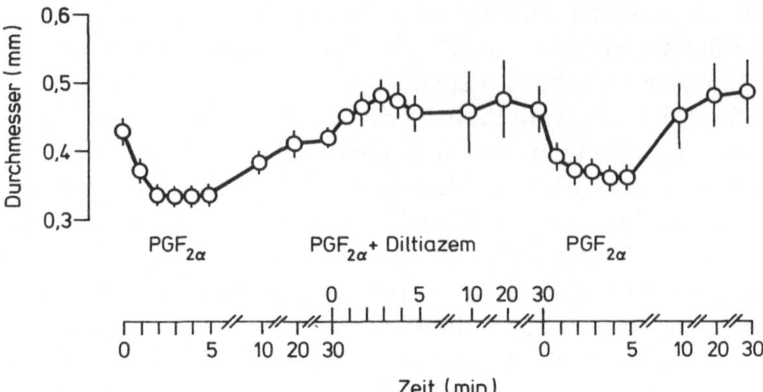

Abb. 5.10. Effekt von topisch angewandtem Diltiazem auf den $PGF_{2\alpha}$-induzierten Vasospasmus an der Basilararterie anästhesierter Katzen. (Aus Murata et al. 1983)

als auch die systemische intravenöse in einer Dosierung von 20–40 µg/kg KG/min konnte den Vasospasmus aufheben (Nakajima 1982).

Murata et al. (1983) konnten in der gleichen Versuchsanordnung den Durchmesser der A. basilaris mit Diltiazem teilweise noch über den Ausgangswert hinaus steigern (Abb. 5.10). Die so erzielte Vasodilatation blieb über einen Zeitraum von 25 min nach Entfernung von PGF_{2a} und Diltiazem aus der umgebenden Lösung erhalten.

Derartige Effekte zeigten sich auch an menschlichen Piaarterien, die aus operativ reseziertem Hirngewebe stammten, wobei besonders die kleinen Arterien mit einem Durchmesser von 0,2–0,5 mm, die großen Anteil am zerebralen Gesamtwiderstand haben, untersucht wurden. Noradrenalin und 5-Hydroxytryptamin führten zu einer dosisabhängigen Kontraktion dieser Gefäße (Abb. 5.11). Diese wurden durch den α-Blocker Phentolamin bzw. den Serotoninantagonisten Methysergid gehemmt; dies wird von den Autoren als Hinweis auf das Vorhandensein entsprechender Rezeptoren gewertet.

Lokale Applikation von Nifedipin inhibierte Gefäßkontraktionen effektiv (Edvinsson et al. 1979).

Der Effekt von Kalziumantagonisten läßt sich auch anhand der Bestimmung des zerebralen Blutflusses nachweisen. Infusion von Nimodipin i.v. konnte die serotoninvermittelte Vasokonstriktion, gemessen am rCBF mit der ^{133}Xe-Clearance, deutlich reduzieren. Ein weiterer Effekt von Nimodipin bestand darin, daß die vasokonstriktorische Reaktion auf Abfall des pCO_2, aber auch die vasodilatatorische auf Anstieg des pCO_2 signifikant reduziert wurde (McCalden et al. 1983).

Schließlich ließ sich eine hemmende Wirkung der Kalziumantagonisten auf die α_2-rezeptorenvermittelte Vasokonstriktion aufzeigen. Van Meel et al. (1983) führten eine vergleichende Untersuchung mehrerer Kalziumantago-

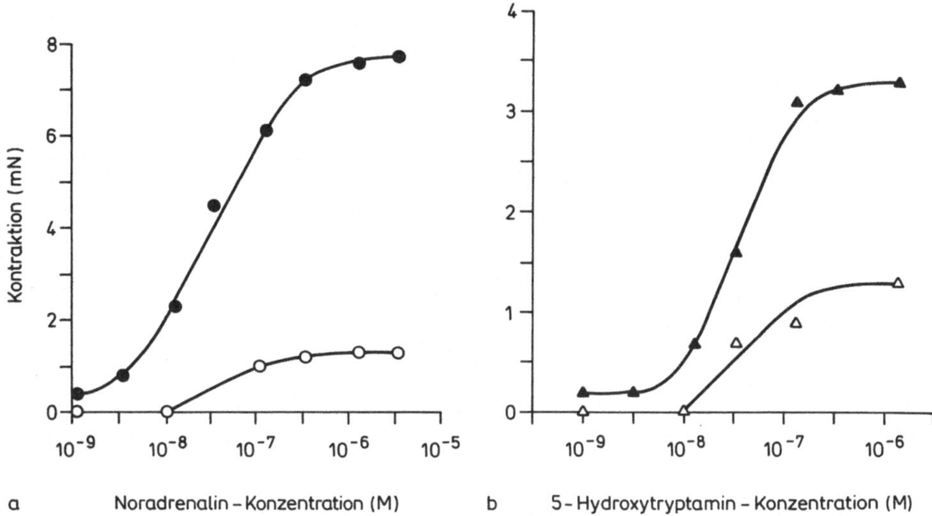

Abb. 5.11a,b. Dosiswirkungsbeziehung für Noradrenalin *(Kreise)* und 5-Hydroxytryptamin *(Dreiecke)* vor *(geschlossene Symbole)* und nach *(offene Symbole)* Zugabe von 0,1 µg/ml Nifedipin zu Arterienstreifen. (Aus Edvinsson et al. 1979)

nisten sowohl spezifischer (Verapamil, Diltiazem, Nifedipin, Niludipin, Nitrendipin, Nimodipin) als auch unspezifischer (Cinnarizin, Flunarizin) durch. Als Maß der Gefäßwirkung diente der Einfluß auf den diastolischen Blutdruck, der mit dem selektiven α_2-Agonisten B-HT 920 angehoben wurde. Es fand sich einheitlich eine blutdrucksenkende Wirkung aller Kalziumantagonisten in unterschiedlichem Ausmaß mit Rechtsverlagerung der log-Dosis/Vasopressorantwort-Kurve. Die progressive Reduktion der maximalen Vasopressorantwort auf den Agonisten mit zunehmender Dosierung des Kalziumantagonisten sprach für eine nichtkompetitive Hemmung.

5.4 Ein vereinfachtes pathogenetisches Schema zur Entstehung der Migräne

Amery et al. (1981) faßten die vorliegenden Vorstellungen zu einem vereinfachten pathogenetischen Schema zusammen (Abb. 5.12). Demnach sind Gewebshypoxie und Serotoninfreisetzung die wesentlichen Bedingungen zur Migräneentstehung. Gewebshypoxie führt zu erhöhter Gefäßpermeabilität, extrakranieller Arteriolendilatation und zum Auftreten von Prodromalsymptomen. Diese Vorgänge werden verstärkt durch Serotonin aus Plättchen und anderen Quellen und durch Noradrenalin.

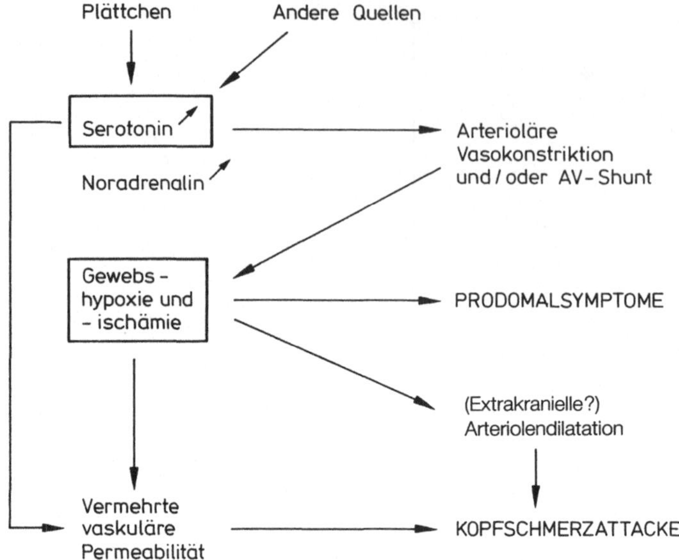

Abb. 5.12. Vereinfachtes pathogenetisches Schema der Migräne. (Aus Amery et al. 1981)

5.5 Klinische Anwendung von Kalziumantagonisten bei Migräne

Zur Behandlung der Migräne bieten sich grundsätzlich, ungeachtet der praktischen Durchführbarkeit, folgende Wege an (Boullin 1980):
1. Dilatation der Gefäße durch Vasodilatanzien,
2. kalziumchelierende Substanzen,
3. enzymatische Einwirkung auf Abbau vasokonstriktorischer Substanzen,
4. Anhebung des Blutdrucks zur Durchbrechung des Vasospasmus,
5. Anwendung von Präkursoren natürlich vorkommender Vasodilatatoren,
6. Anwendung von Substanzen, die die Bildung vasokonstriktorischer Substanzen verhindern,
7. spezifische Antagonisten vasokonstriktorischer Agenzien.

   Nachdem die Kalziumantagonisten eine deutliche Wirksamkeit auf Spasmen von Gefäßen, vornehmlich von zerebralen Gefäßen, in vitro und in vivo gezeigt hatten, lag es nahe, diese Wirkung therapeutisch zu nutzen. Mit den Kalziumantagonisten konnte aufgrund der vorliegenden Daten zur Pathogenese der Migräne ein therapeutischer Erfolg erwartet werden, da sie eine Wirkung auf das zentrale pathophysiologische Geschehen der Migräne, den Vasospasmus, haben. Die Wirkung konnte für zahlreiche denkbare Auslösemechanismen des Vasospasmus gezeigt werden; darüber hinaus ist die Wirkung von Kalziumantagonisten auf die Thrombozytenfunktion von Vorteil. Weiterhin wurde dieser therapeutische Weg mit der Entwicklung von Kalziumantagonisten, die die Bluthirnschranke passieren können, und die eine semiselektive Wirkung auf zerebrale Gefäße haben, erst gangbar. Inwieweit möglicherweise die Einwirkung von neueren Kalziumantagonisten auf die Neurotransmittersekretion oder zerebrale Membranrezeptoren hier eine Bedeutung haben, etwa im Hinblick darauf, daß der Vasospasmus nur eine Reaktion auf primär metabolische Vorgänge darstellen könnte, kann zum gegenwärtigen Zeitpunkt nicht gesagt werden.

In der Therapie der Migräne kommt der Prophylaxe eine besondere Bedeutung zu, da die häufige Anwendung von Ergotamintartrat, das weiterhin das Mittel der Wahl zur Kupierung des Migräneanfalls darstellt, mit nachteiligen Nebenwirkungen behaftet ist. Ziel der Prophylaxe, die nur bei Patienten mit häufigeren Migräneanfällen durchgeführt werden sollte, ist die Reduktion von Zahl und Dauer der Schmerzanfälle, der Schmerzintensität und der zahlreichen unangenehmen Begleitsymptome mit dem Ziel, die oft schwere Aktivitätseinschränkung für den Patienten im Rahmen zu halten. Ein geeignetes Medikament sollte, damit es bestmöglich wirksam wird, möglichst viele der in die Migräneentstehung involvierten Mechanismen positiv beeinflussen, möglichst früh in die − z. Zt. noch hypothetische − Abfolge der pathogenetischen Ausbildemechanismen eingreifen und eine niedrige Nebenwirkungsrate haben. Diese Forderungen werden von der Gruppe der Kalziumantagonisten erfüllt, die trotz ganz unterschiedlicher Strukturen − Verapamil ist strukturell mit Papaverin verwandt, Nifedipin mit NADH, Diltiazem mit den Tranquilizern (Kaufmann et al. 1982) − einheitlich über Hemmung des transmembranären Kalziuminfluxes über die „langsamen" Kalziumkanäle zu einer Relaxierung der glatten Muskulatur führen (Fleckenstein et al. 1967; Kohlhardt et al. 1972; Cranefield et al. 1974; Singh et al. 1977). Wirkung und Nebenwirkungen sind durch zahlreiche Untersuchungen bekannt. Bei unterschiedlichen zerebralen Erkrankungen benutzt wurden bisher die unspezifischen Kalziumantagonisten Cinnarizin und sein fluoriertes Derivat Flunarizin sowie in jüngster Zeit der spezifische Kalziumantagonist Nimodipin, der dem in der Therapie besonders der koronaren Herzkrankheit verwendeten Nifedipin strukturverwandt ist.

5.6 Ergebnisse therapeutischer Studien zur Migräneprophylaxe mit Kalziumantagonisten

Eine offene Studie mit Flunarizin, bei der 20 Patienten mit klassischer oder gewöhnlicher Migräne 2–6 Monate lang mit einer Dosis von 1 × 10 mg Flunarizin/Tag behandelt wurden (Diamond u. Schenbaum 1983) führte bei 17% der Patienten zu einem signifikanten Rückgang der Anfallshäufigkeit und/ oder der Schmerzintensität, die im Mittel um ca. 53% abnahm. Bemerkenswerte Veränderungen an EEG oder Laboparametern wurden nicht beobachtet. Nebenwirkungen bestanden in Gewichtszunahme, Mundtrockenheit, Muskelschmerzen und Parästhesien; bei 3 Patienten führten die Nebenwirkungen zum Abbruch der Therapie. Gemessen am „korrigierten Kopfschmerzindex" (Stärke mal Dauer der Attacken, dividiert durch Zahl der beobachteten Tage) hatten 17 Patienten eine im Schnitt 55%ige Besserung der Schmerzen. Der Unterschied zur Vorperiode war signifikant. Der Schmerz in der Intensitätsskala zeigte bei 15 Patienten eine ca. 24%ige Abnahme.

In einer Untersuchung an einer größeren Zahl von Patienten (Clifford Rose 1982) kam es bei 25 Patienten mit klassischer oder gewöhnlicher Migräne, die mit 10 mg Flunarizin täglich therapiert wurden, zu einer 31%igen Herabsetzung der Anfallsfrequenz, dagegen nicht zu einer Abnahme von Dauer oder Schweregrad der Anfälle. Das verzögerte Eintreten der vollen therapeutischen Wirkung führte der Autor darauf zurück, daß infolge der langen Halbwertszeit des Medikaments ein Gleichgewichtsspiegel erst nach mehreren Wochen erreicht wird.

Im Rahmen einer Doppelblindstudie mit 3×75 mg Cinnarizin bzw. 3×3 mg Flunarizin wurden Dauer und Intensität der Schmerzanfälle beurteilt (Drillisch u. Girke 1980). Die Anfallsfrequenz reduzierte sich signifikant, mit Cinnarizin von 9 auf 4, mit Flunarizin von 12 auf 7/Monat, ebenso die Anfallsdauer. Die Behandlungsdauer betrug 12 Wochen. Der Schmerzgrad wurde ebenfalls herabgesetzt, so daß die Beeinträchtigungen durch die Migränesymptome verringert wurden. Weiterhin besserten sich die vegetativen Begleiterscheinungen wie Schwitzen, Schweißausbrüche, Erbrechen, Übelkeit, Schwindel, Obstipation, Diarrhö, Polyurie, Müdigkeit, Licht- und Geräuschempfindlichkeit. Ferner konnte der Verbrauch an Medikamenten zur Anfallskupierung herabgesetzt werden. Der Effekt von Flunarizin war insgesamt besser als der von Cinnarizin.

Eine randomisierte Doppelblindstudie an 75 Patienten mit klassischer oder gewöhnlicher Migräne, die mindestens 6 Schmerzattacken/6 Monate hatten, wurde mit alternativer Gabe von 10 mg Flunarizin/Tag oder 2–3 mg Pizotifen/Tag durchgeführt (Louis u. Spierings 1982). Beurteilt wurden Frequenz, Dauer und Intensität der Anfälle. Die Behandlungsdauer betrug 4 Monate. Bereits nach 2monatiger Therapie war die Zahl der Schmerzanfälle mit beiden Medikamenten signifikant geringer und konnte nach 4 Monaten um 80% vermindert werden. Die Stärke der Schmerzattacken ließ vom 2. Monat an nach, bei Flunarizin mehr als bei Pizotifen. An Nebenwirkungen wurden vorübergehende Oberbauchbeschwerden angegeben.

Eine weitere Studie, die doppelblind Flunarizin in einer Dosierung von täglich 10 mg und Pizotifen in einer Dosierung von $3 \times 0,73$ mg vorsah, wurde vorgelegt (Wörz u. Drillisch 1983). 21 Patienten mit gewöhnlicher oder klassischer Migräne kamen zur Auswertung. Es wurden nur Patienten mit mindestens 2 Anfällen/Monat aufgenommen. Neben Zahl, Dauer und Intensität der Anfälle und Nebenwirkungen wurde die Wirkung auf Begleiterscheinungen wie Schleiersehen, Photophobie, Flimmerskotom, Gesichtsfeldausfall, sensorische und motorische Symptome, Dysphasie, andere Basilarissymptome, Kraftlosigkeit, Reizbarkeit und Polyurie einbezogen. In der Pizotifengruppe hatten 6 Patienten wegen Nebenwirkungen die Therapie nach 2–4 Wochen abgebrochen. Die Zahl der Anfälle bildete sich in beiden Gruppen bereits nach Ablauf des 1. Monats signifikant zurück. Bei Flunarizin trat eine weitere Rückbildung auch noch nach 2–3 Monaten Behandlung ein. Im Gegensatz zu Flunarizin, bei dem dies nur tendenziell nachweisbar war, fand sich bei Behandlung mit Pizotifen auch eine Abnahme der Schmerzdauer. Die häufigsten Nebenwirkungen waren in beiden Gruppen Gewichtszunahme und Müdigkeit.

Eine plazebokontrollierte Doppelblindstudie an 58 Patienten (Louis 1981) belegte den Effekt von Flunarizin gegenüber Plazebo. Gegenüber den plazebobehandelten Kontrollen war Flunarizin signifikant wirksam, sowohl in bezug auf subjektive Einschätzung der Patienten als auch hinsichtlich der Zahl der Anfälle. Bei 21 von 29 der mit Serum behandelten Patienten war die Zahl der Migräneattacken niedriger als vor der Therapiephase. Mit fortdauernder Behandlung nahm der Effekt noch zu, so daß nach 3 Monaten 83% der behandelten Patienten frei von Beschwerden waren. Dauer und Schwere der Symptome waren nicht wesentlich beeinflußt. Therapieabbrüche oder wesentliche Nebenerscheinungen traten nicht auf, lediglich sedative Effekte wurden angegeben. Eine subjektive Besserung gaben 50% der mit Serum behandelten, jedoch keiner der Plazebogruppe an.

Eine weitere randomisierte Doppelblindstudie (Louis u. Spierings 1982) verglich an 75 Patienten die Wirkung von Flunarizin (10 mg/Tag) mit Pizotifen (2–3 mg/Tag) über 4 Monate. Gemessen an der Frequenz der Schmerzanfälle erwies sich Flunarizin als ebenso wirksam wie Pizotifen bei Patienten mit gewöhnlicher oder klassischer Migräne. Flunarizin zeigte insbesondere die Tendenz, die Schwere der Attacken zu unterdrücken. Mit zunehmendem Effekt nahm während der Zeit der Therapie die Zahl der Schmerzattacken bei einzelnen Patienten bis zu 80%, im Durchschnitt aller Patienten auf 54% bei Gabe von Flunarizin und 45% bei Behandlung mit Pizotifen ab.

Neuere Untersuchungen beziehen sich auf die neu entwickelte Substanz Nimodipin.

In einer offenen Studie wurden 22 Patienten mit Migräne und Spannungskopfschmerz über 8 Monate mit unterschiedlichen Dosierungen Nimodipin behandelt (Sheftell 1984). Sie hatten mindestens zwei Migräneattacken pro Monat, von 3 oder mehr Tagen Dauer und zusätzlich Spannungskopfschmerz bei einer Anamnesedauer von im Schnitt 23,7 Jahren. 3 Patienten beendeten die Therapie vorzeitig, davon einer wegen Nebenwirkungen in Form von Tachykardie. Bereits nach 8wöchiger Behandlung wurde die

Dauer schwerer Attacken verkürzt. Ein signifikanter Rückgang der Anfallshäufigkeit trat erst nach 5 Monaten auf. Besonders bei schweren Migräne-
formen war der Behandlungseffekt gut.

Mit den drei Kalziumantagonisten Nimodipin, Nifedipin und Verapamil
wurden Patienten mit gewöhnlicher und klassischer Migräne und mit sog.
Histaminkopfschmerz („cluster headache") behandelt (Meyer 1983). Nimodipin erwies sich mit einer Erfolgsrate von 90% bei allen drei Kopfschmerz-
formen als hoch effektiv. Seine Wirksamkeit lag deutlich über der von
Verapamil oder Nifedipin, die aber auch eine Wirksamkeit zeigten. Zudem
waren Nebeneffekte wie Muskelkrämpfe, Obstipation, orthostatische Hypotonie, Schwellung der Füße bei Verapamil und Nifedipin häufiger. Bis zum
Erreichen des vollen Therapieeffekts von Nimodipin war eine Anlaufphase
von 3–4 Wochen notwendig, während die Prodromalsymptome schon nach
10 Tagen kontrollierbar waren.

Doppelblind im Gruppenvergleich behandelte Gelmers (1984) 60 Patienten mit Migräne, die mindestens drei Schmerzanfälle pro Monat hatten, mit
2×20 mg Nimodipin, also einer relativ niedrigen Dosis. 8 Patienten der Plazebogruppe und 2 aus der Verumgruppe schieden mangels Therapieerfolg
aus. Von den 28 mit Nimodipin therapierten Patienten kam es bei 15 zur
völligen Beschwerdefreiheit, während das nur bei 2 aus der Plazebogruppe
eintrat. Häufigkeit, Dauer und Schmerzintensität ließen sich durch die
Therapie verringern.

Meyer (1984) legte eine randomisierte gekreuzte Doppelblindstudie vor,
in der Migränepatienten mit höheren Dosen Nimodipin, 60 mg und 120 mg/
Tag, behandelt wurden. Bereits nach 2wöchiger Behandlungsdauer zeigte
sich eine signifikant positive Beeinflussung der Prodromalsymptome. Nach 2
Monaten kam es zu einem Rückgang der Migränehäufigkeit, der sich auch in
einem niedrigen Analgetikaverbrauch zeigte. Der gleichermaßen ausgeprägte Effekt auf Migränekopfschmerz und Prodromi wurde als substanz-
spezifischer Effekt hervorgehoben.

Eine größere doppelblinde, plazebokontrollierte Studie (Gelmers 1983)
bediente sich der niedrigen Dosierung von 40 mg Nimodipin/Tag und be-
schränkte sich auf den nach Erfahrung anderer Studien recht kurzen Zeitraum von 13 Wochen. 10 Patienten schieden vorzeitig aus der Erhebung aus,
da sie weiterhin Symptome zeigten − davon waren 8 plazebobehandelt. Von
28 mit Nimodipin therapierten wurden 15 frei von schwersten und schweren
Schmerzattacken, wogegen das in der Plazebogruppe nur bei 2 von 22
Patienten zutraf. Der Migräneindex, gebildet aus den Parametern Frequenz
und Dauer der Anfälle, besserte sich unter Nimodipin signifikant stärker als
unter Plazebo. Nebenwirkungen beschränkten sich auf abdominelle Miß-
empfindungen oder krampfartige Beschwerden, bei 1 Patienten wurde eine
Gewichtsabnahme verzeichnet.

Tabelle 5.6. Effekt verschiedener Pharmaka zur
Migräneprophylaxe (nach Literaturangaben).
(Aus Gelmers 1983)

Medikament	Besserung $\geq 50\%$
Methysergid	bei 58,3% der Patienten
Pizotifen	bei 50,9% der Patienten
Clonidin	bei 40,9% der Patienten
Propanolol	bei 51,6% der Patienten
Amitryptilin	bei 72,0% der Patienten
Nimodipin	bei 69,0% der Patienten

Die günstige Wirkung von Nimodipin läßt sich an einem Vergleich mit
anderen Pharmaka zur Migräneprophylaxe demonstrieren (Tabelle 5.6).

Insgesamt kann eine Reihe von klinischen Studien den Wert des Ein-
satzes von Kalziumantagonisten zur prophylaktischen Behandlung der
Migräne belegen. Ihre Wirkung ist der anderer Pharmaka, die zur Migräneprophylaxe verwendet werden, vergleichbar (Gelmers 1983), wobei sich
diese Therapieform bei guter Effektivität durch eine relativ geringe Zahl an
Nebenwirkungen, die zudem nicht ernsthafter Natur sind, auszeichnet.

5.7 Zusammenfassung

Die prophylaktische Therapie der Migräne mit Kalziumantagonisten stellt
sich als eine theoretisch gut fundierte Behandlungsmaßnahme dar. An einer
Vielzahl tierexperimenteller und klinischer Untersuchungen, insbesondere
unter Einsatz neuerer Methoden zur Messung der Hirndurchblutung, hat
man zeigen können, daß im Mittelpunkt der Migränepathogenese das
Phänomen des Vasospasmus steht. Hiermit ergeben sich Ähnlichkeiten zum
Krankheitsbild der Subarachnoidalblutung, bei der ebenfalls der Vasospasmus eine zentrale Rolle spielt. Da andererseits Ausmaß und Folgen des
Vasospasmus bei der Subarachnoidalblutung sehr viel schwerwiegender als
bei der Migräne sind, sind Parallelen nur bedingt zu ziehen. Während in der
Pathogenese des Vasospasmus bei der Subarachnoidalblutung die Auslösung durch Blut- bzw. Blutprodukte im Vordergrund steht, wurden bei der
Migräne eine Anzahl verschiedener Substanzen als pathogenetisches Agens
verantwortlich gemacht. Hierunter kommt dem Serotonin und dem vasokonstriktorisch wirkenden Thromboxan A_2 offensichtlich eine große Rolle
zu. Es konnte tierexperimentell gesichert werden, daß ein Vasospasmus, der

durch diese Substanzen, aber auch durch andere Agenzien, wie Histamin und Katecholamine, ausgelöst wird, einer therapeutischen Beeinflussung durch verschiedene Kalziumantagonisten zugänglich ist. Zudem scheinen auch die Thrombozyten bei der Entstehung der Migräne beteiligt zu sein; zumindest durch einige Kalziumantagonisten läßt sich die Aggregations- und Freisetzungsreaktion beeinflussen.

Auf diesen Grundlagen aufbauend wurden zahlreiche klinische Studien zur prophylaktischen Migränebehandlung mit Kalziumantagonisten durchgeführt. Hierbei zeigte sich, daß eine positive Beeinflussung der Anfallshäufigkeit und der Anfallsstärke erreicht werden konnte. Dieser therapeutische Effekt wurde mit einer relativ geringen Rate an Nebenwirkungen, die zudem nicht schwerer Natur waren, erreicht. Eine vergleichende Untersuchung (Tabelle 5.6) konnte belegen, daß die Kalziumantagonisten im Vergleich zu anderen Medikamenten für diese Indikation eine günstige Wirkung zeigen.

Literatur

Amery WK et al (1981) The antimigrainous pharmacology of flunarizine (R 14.950), a calcium antagonist. Drugs Exp Clin Res 7(1):1–10

Amery KW (1982) Brain hypoxia in migraine: pathophysiologic and therapeutic implications. J Cereb Blood Flow Metab [Suppl 1] 2:62–65

Anthony M, Hinterberger H, Lance JW (1969) The possible relationship of serotonin to the migraine syndrome. Res Clin Stud Headache 2:29–59

Bellemann P, Schade A, Towart T (1983) Dihydropyridine receptor in rat brain labeled with (^{3}H)-nimodipine. Proc Natl Acad Sci USA 80:2356–2360

Boullin DJ (1980) Cerebral vasospasm. John Wiley, Chichester

Clifford Rose F (1982) Possible role for flunarizine in the prophylaxis of migraine. In: Clifford Rose F, Amery WK (eds) Cerebral hypoxia in the pathogenesis of migraine. The Pitman Press, Bath, pp 185–194

Curran DA, Hinterberger H, Lance JW (1965) Total plasma serotonin, 5-hydroxyindol acetic acid, and p-hydroxy-m-meta mandelic acid excretion in normal and migrainous subjects. Brain 88:997–1010

Cummins BH (1973) Cerebral arterial spasm after subarachnoid hemorrhage. A study of its clinical effects and pathogenesis. MD Thesis, Bristol University (zit nach Boullin 1980)

De Clerck F, David JL (1981) Pharmacological control of platelet and red blood cell function in microcirculation. J Cardiovasc Pharmacol 3:1399–1412

Diamond S, Schenbaum H (1983) Flunarizine, a calcium channel blocker in the prophylactic treatment of migraine. Headache 23:39–42

Drillisch C, Girke W (1980) Ergebnisse der Behandlung von Migränepatienten mit Cinnarizin und Flunarizin. Med Welt 31(51/52):1870–1872

Edmeads J (1977) Cerebral flow in migraine. Headache 17:148–152

Edvinsson L, Brandt L, Andersson KE, Bengtsson B (1979) Effects of a calcium antagonist on experimental constriction of human brain vessels. Surg Neurol 11:327–330

Ellis EF, Nies AS, Oates JA (1977) Cerebral arterial smooth muscle contraction by thromboxane A_2. Stroke 8:480–483

Fleckenstein A (1983) Calcium and antagonism in heart and smooth muscle. Wiley, New York Chichester Brisbane Toronto Singapore, pp 261–265

Gelmers HJ (1983) Nimodipine, a new clacium antagonist, in the prophylactic treatment of migraine. Headache 23:106–109

Gelmers HJ (1984) 1. Internationales Nimotop®-Symposium. München. Praxiskurier 9, Beilage Heft 1, Seite X

Godfraind T, Dieu D (1981) The inhibition by flunarizine of the norepinephrine-evoked contraction and calcium influx in rat aorta and mesenteric arteries. J Pharmacol Exp Ther 217(2):510–515

Hachinski VC, Norris JW, Cooper PW, Edmeads JG (1976) Cerebral hemodynamics in the migraine syndrome. Neurology 26:390

Hardebo JE, Edvinsson L, Owman LH, Svendgard NA (1978) Potentiation and antagonism of serotonin effects on intracranial and extracranial vessels. Possible implications in migraine. Neurology 28:64–70

Hossmann KA, Kleihues P (1973) Reversibility of ischemic brain damage. Arch Neurol 29:375–382

Komatsumoto S, Gotoh F, Araki N, Gomi S (1983) Noradrenergic dysfunction in migraine. In: Meyer JS, Lechner H, Reivich M, Ott EO (eds) Cerebral vascular disease, vol 4. Excerpta Medica, Amsterdam Oxford Princeton, pp 286–291

Langer SZ, Galzin A-M (1982) Effects of diltiazem and verapamil on presynaptic and postsynaptic actions mediated by $alpha_1$ and $alpha_2$-adrenoceptors. In: Fleckenstein A, Hashimoto K, Herrmann M, Schwarz A, Seipel L (eds) New calcium antagonists. Recent developments and prospects. Fischer, Stuttgart New York, p 131

Lauritzen M, Olesen J (1983) Regional cerebral blood flow by ^{133}Xenon inhalation and emission computerized tomography during comon and classical migraine attacks. In: Meyer JS, Lechner H, Reivich M, Ott EO (eds) Cerebral vascular disease, vol 4. Excerpta Medica, Amsterdam Oxford Princeton, pp 270–273

Lauritzen M, Olsen T, Paulson OB (1983) The spreading reduction of regional cerebral blood flow in classical migraine. In: Meyer JS, Lechner H, Reivich M, Ott EO (eds) Cerebral vascular disease, vol 4. Excerpta Medica, Amsterdam Oxford Princeton, pp 278–281

Lechner H, Ott EO, Fazekas F, Marque K, Pinger E (1983) Platelet sensitivity and cerebral blood flow in migraine. In: Meyer JS, Lechner H, Reivich M, Ott EO (eds) Cerebral vascular disease, vol 4. Excerpta Medica, Amsterdam Oxford Princeton, pp 274–277

Louis P (1981) A double-blind placebo-controlled prophylactic study of flunarizine (Sibelium®) in migraine. Headache 21:235–239

Louis P, Spierings ELH (1982) Comparison of flunarizine (Sibelium®) and pizotifen (Sandomigran®) in migraine treatment. Cephalalgia 2:197–203

McHenry LC jr (1978) Cerebral circulation and stroke. Warren H Green, St Louis

Meel JCA van, Wilffert B, de Zoeten K, Timmermans PBMWM, van Zwieten PA (1982) The inhibitory effect of newer calcium antagonists (Nimodipine and PY 108-068) on vasoconstriction in vivo mediated by postsynaptic $alpha_2$-adrenoceptors. Arch Int Pharmacodyn 260:206–217

Meel JCA van, Towart R, Kazda S, Timmermans PBMWM, van Zwieten PA (1983) Correlation between the inhibitory activities of calcium entry blockers on vascular smooth muscle constriction in vitro after K^+-depolarisation and in vivo after $alpha_2$-adrenoceptor stimulation. Naunyn-Schmiedebergs Arch Pharmacol 322:34–37

Meyer JS, Guirand B, Bauer R (1972) Clinical and pathophysiological consequences of atherosclerotic and thrombotic disease of the carotid arteries. In: Vinken PJ, Bruyn GW (eds) Handbook of neurology, vol 11. North-Holland, Amsterdam, pp 327–365

Meyer JS (1983) Calcium antagonists in the treatment of migraine. Abstract, V. South East European Conference for Neurology and Psychiatry, 21th to 24th September 1983, Graz, Austria, p 33

Murata S, Nagao T, Nakajima H (1983) Cerebral vasodilatation and spasmolytic activity of diltiazem in anaesthesized animals. Jpn J Pharmacol 32:1033–1040

Murata S, Nagao T, Nakajima H (1982) Cerebral vasodilatation and spasmolytic activity of diltiazem in anaesthesized animals. Jpn J Pharmacol 32:1033–1040

Nueten JM van, vanBeek J, Janssen PAJ (1978) The vascular effects of flunarizine as compared with those of other clinically used vasoactive substances. Arzneimittelforsch 28(II): 2082–2087

Nueten JM van, Vanhoutte PM (1981) Selectivity of calcium antagonism and serotonin antagonism with respect to venous and arterial tissues. Angiology 33(7):476–484

Nakajima H (1982) Diltiazem and cerebral circulation. In: Fleckenstein A, Hashimoto K, Herrmann M, Schwarz A, Seipel L (eds) New calcium antagonists. Recent developments and prospects. Fischer, Stuttgart NewYork, p 33

Olesen J, Tfelt-Hansen P, Henriksen DL, Larsen B (1981) Abstracts 12th World Congress of Neurology, Kyoto, p 1981

O'Neill BP, Mann JD (1978) Aspirin prophylaxis in migraine. Lancet II:1179–1181

Pydzewski W (1976) Serotonin (5-HT) in migraine. Levels in whole blood in and between attacks. Headache 16:16–19

Salaices M, Marin J, Rico ML, Gonzalez C (1983) Effects of verapamil and manganese on the vasoconstrictor responses to noradrenaline, serotonin and potassium in human and goat cerebral arteries. Biochem Pharmacol 32:2711–2714

Sandler M (1972) Migraine, a pulmonary disease? Lancet I:618–619

Sandler M (1978) Cerebrovascular changes in migraine: secondary manifestations of a humoral agent? J Neural Transm [Suppl] 14:51–59

Schmunk GA, Lefer AM (1982) Anti-aggregatory actions on calcium channel blockers in platelets. Res Comm Clin Pathol Pharmacol 35(2):179–187

Sheftell FD (1984) 1. Internationales Nimotop®-Symposium. München. Praxiskurier 9, Beilage Heft 1, Seite IX

Sicuteri F (1974) Headache biochemistry and pharmacology. Arch Neurobiol (Madrid) 37: 26–59

Simard D, Paulson DB (1973) Cerebral vasomotor paralysis during migraine attack. Arch Neurol 29:206–209

Simeone FA, Vinall P (1975) Mechanisms of contractile response of cerebral artery to externally applied fresh blood. J Neurosurg 43:37–46

Skinhøj E, Paulson OB (1969) Regional blood flow in interna carotid distribution during migraine attack. Br Med J III:569–570

Skinhøj E (1973) Hemodynamic studies in the brain during migraine. Arch Neurol 29:95–98

Somerville BW (1976) Platelet-bound and free serotonin levels in jugular and forearm venous blood during migraine. Neurology (Minneap) 26:41–45

Spatz M, Maruki CH, Bembry J (1983) Cerebrovascular endothelial 5-HT: a new aspect of its role in migraine. In: Meyer JS, Lechner H, Reivich M, Ott EO (eds) Cerebral vascular disease, vol 4. Excerpta Medica, Amsterdam Oxford Princeton, p 267

Towart R (1981a) Selective inhibition of serotonin-induced contraction of cerebral vascular smooth muscle by calcium-antagonistic dihydropyridines. Circ Res 5:650–657

Towart R (1981b) Predilective relaxation by the calcium antagonist nimodipine (Bay e 9736) of isolated cerebral blood vessels, contracted with autologous blood. Br J Pharmacol 74(1):268–269

Towart R, Perzborn E (1981) Nimodipine inhibits carbocyclic thromboxane-induced contractions of cerebral arteries. Europ J Pharmacol 69(2):213–215

Towart R, Wehinger F, Meyer H, Kazda S (1982) The effects of nimodipine, its optical isomers and metabolites on isolated vascular smooth muscle. Arzneimittelforsch 32(1):338–346

Wilkins RH, Levitt D (1971) Potassium and the pathogenesis of cerebral arterial spasm in dog and man. J Neurosurg 35:45–50

Wörz R, Drillisch C (1983) Migräneprophylaxe durch einen Kalziumeintrittsblocker. MMW 125:711–714

Yamamoto YL, Feindel W, Wolfe LS, Katoh H, Hodge CP (1972) Experimental vasoconstriction of cerebral arteries by prostaglandins. J Neurosurg 37:385–397

Zwieten PA van, van Meel JCA, Timmermans PBMWM (1981) Vascular aspects of calcium antagonists. Pharm Weekb (Sci) 3:237–247

Sachverzeichnis